ALTERNATIVE HEILMETHODEN
VON A–Z

MANFRED BOCKSCH

ALTERNATIVE HEILMETHODEN VON A–Z

- Wie werden sie angewendet?
- Wie wirken sie?
- Wer führt sie aus?

blv

Zu diesem Buch

Die moderne medizinische Forschung hat in den letzten Jahrzehnten faszinierende Erkenntnisse über den menschlichen Organismus geliefert. Durch neueste Diagnosetechniken erhalten wir nie für möglich gehaltene Einblicke in den menschlichen Körper, hochspezialisierte neue Behandlungsmethoden erlauben die Behandlung von bisher als unheilbar geltenden Krankheiten.

Seltsamerweise suchen aber immer mehr Menschen Hilfe außerhalb des etablierten Medizinsystems. So groß die Erfolge der modernen Medizin auch sind, fühlt sich doch oft der Mensch mit seinen individuellen Problemen in der technischen Apparatemedizin eher einsam und verlassen. Wo bleibt das Gespräch mit dem Arzt als Heiler?

Findet der Kranke keine Hilfe und Linderung seiner Beschwerden durch die Medizin, wendet er sich hoffnungsvoll den »Alternativen Heilmethoden« zu. Die Nachfrage nach alternativen Heilmethoden ist in den letzten Jahren geradezu explodiert. Ständig werden neue Therapien entwickelt, alte Heilweisen wiederentdeckt oder exotische Methoden importiert. Der Markt der »Alternativen Medizin« wird sowohl für Therapeuten als auch für Patienten immer unübersichtlicher. Was unterscheidet Phytotherapie von Homöopathie? Sind ayurvedische Medizin und Yoga identisch? Was sind Rolfing oder Pilates? Fragen über Fragen.

Auf diese Fragen möchte dieses Buch eine Antwort geben. Es liefert einen Überblick über die unterschiedlichsten alternativen Heilmethoden. Es versteht sich dabei aber nicht als Plädoyer für die einzelnen Methoden und erhebt auch keinen Anspruch auf Vollständigkeit. Ausdrücklich wurde auf eine Bewertung der einzelnen Methoden verzichtet. Auch der große Bereich der psychotherapeutischen Behandlungsmethoden kann im Rahmen dieses Buches nicht besprochen werden.

Der Grundgedanke dieses Buches ist, die Idee und Wirkungsweise einer Heilmethode in kompakter Form darzustellen. Sicherlich hätte die eine oder andere Methode eine ausführlichere Darstellung verdient. Darauf wurde aber bewusst verzichtet, denn im Vordergrund steht die kurze, klare Beschreibung möglichst vieler alternativer Heilmethoden. Das Buch ist alphabetisch gegliedert, wobei bei manchen Methoden weiter untergliedert wird.

Der Aufbau der Methodenbeschreibungen folgt einem Grundkonzept:

- Zuerst wird der »Entdecker« einer Methode gewürdigt. Es folgen grundlegende Fakten zu Geschichte und kulturellem Hintergrund.
- Im nächsten Bereich wird die Wirkungsweise einer Heilmethode beschrieben, wobei es teils rein spekulative Erklärungen gibt. Bei anderen Methoden wiederum konnte durch genaue naturwissenschaftliche Untersuchungen der Wirkungsmechanismus geklärt werden.
- Welche »Werkzeuge« und Hilfsmittel nötig sind und wie eine Behandlung durchgeführt werden muss, ist Inhalt des nächsten Abschnitts. Hier werden auch Hinweise auf »Nebenwirkungen« gegeben.
- Anschließend folgt die Darstellung, für welche Beschwerden und Krankheiten sich die beschriebene Methode eignet und bei welchen Krankheiten eine Kontraindikation besteht.
- Den Abschluss bildet eine Beschreibung des Qualitätsstandards einer Heilmethode. Gemeint ist damit, ob es zu einer Heilmethode eine Ausbildung gibt. Bei manchen Methoden gibt es eine vorgeschriebene, geregelte Ausbildung mit Abschlussprüfung, bei anderen wird die Ausbildung von Medikamentenfirmen oder Geräteherstellern organisiert und für manche gibt es keine geregelte Ausbildung.

Lieber Leser, ich hoffe, Sie finden bei Ihrer Suche nach einer »Alternativen Heilmethode« in diesem Buch eine Antwort auf Ihre Fragen. Bitte beachten Sie aber, dass dieses Buch keine Anleitung zur Selbstbehandlung ist. Es soll dazu dienen, sich im mannigfachen Angebot der alternativen Therapie- und Diagnoseverfahren besser zurechtzufinden. Eventuell dient es auch als Entscheidungshilfe bei der Suche nach einer Heilmethode für eine persönliche Krankheit.

Einleitung »Alternative Heilmethoden«

Alternative Heilmethoden sind bei vielen Menschen bekannt und beliebt. Man kann davon ausgehen, dass mindestens 70 Prozent der Bundesbürger schon Kontakt und Erfahrungen mit Heilmethoden hatten oder haben, die man nicht der Schulmedizin zurechnen kann.
Aber was versteht man unter dem Begriff »Alternative Heilmethoden«? Eine einheitliche Definition, welche Heilmethoden ihr zugeordnet werden können, gibt es nicht. Die Grenzen von alternativer Medizin und Schulmedizin sind fließend und einem ständigen Wechsel unterworfen. Prinzipiell verbirgt sich hinter dem Begriff »alternativ« eine Vielzahl verschiedenster Verfahren und Methoden, die von esoterischen Heilungsmethoden über die Volksmedizin bis hin zu außereuropäischen Medizinsystemen reichen.
Bekannte und erfolgreiche Methoden wie z. B. die Homöopathie werden immer noch von vielen Schulmedizinern als Scharlatanerie abgetan, andere Methoden wie die Biofeedback-Therapie oder auch die Akupunktur werden sogar teilweise von den Krankenkassen übernommen.
Welcher gemeinsame Gedanke liegt nun diesen vielen verschiedenen »Alternativen Heilmethoden« zugrunde? Für die Behandlung von Beschwerden und Krankheiten sollen Heilmittel und Methoden eingesetzt werden, die den Körper möglichst wenig belasten, aus der Natur kommen und die natürlichen Selbstheilungskräfte des Organismus aktivieren. Die Gemeinsamkeit der alternativen Methoden besteht also darin, die natürlichen Regulationsmechanismen des Körpers auszunutzen, um dadurch das gestörte Gleichgewicht wiederherzustellen. Heilung oder auch Gesunderhaltung erfolgt also nicht ausschließlich durch ein Heilmittel oder eine Methode, sondern vorrangig durch die Selbstheilungskräfte im Menschen selbst. Selbstheilungskraft, man könnte dazu auch Bioenergie sagen, bezeichnet dabei ein Phänomen, welches außerhalb der messbaren naturwissenschaftlichen Diagnostik liegt. Dieses Phänomen

bedarf eigentlich einer philosophischen Betrachtung, um es in seiner Bedeutungstiefe zu erfassen; diese würde den Rahmen dieses Buches sprengen. Nur einige Gedankengänge sollen hier erläutert werden.
Jeder lebende Organismus ist in seiner Gesamtheit mehr als die Summe seiner Teile. Das heißt, wir können den Menschen nicht in seine einzelnen Organe und Zellen zerlegen, wie es die rein naturwissenschaftlich orientierte Medizin tut, um dadurch seine Identität zu beschreiben. In jedem lebenden Organismus existiert eine »bildende Kraft«, durch die erst ein Organismus entstehen kann. In dieser Kraft liegt die Fähigkeit zur Selbstregulation. Da die Selbstregulation eine aktive Leistung des Organismus ist, kann man davon ausgehen, dass jede Heilung nur aktive Selbstheilung sein kann. Dies ist der Grundgedanke jeder alternativen Heilmethode. Der Therapeut versteht sich dabei als Förderer und Lenker der gestörten Selbstheilungsvorgänge. Die Methoden wirken dabei im Einklang mit diesen natürlichen Vorgängen und nicht gegen sie. An diesem Behandlungsprinzip wird der Unterschied zwischen den alternativen Heilmethoden und der Schulmedizin am deutlichsten. Die Schulmedizin betreibt v. a. eine organbezogene Therapie. Der Maßstab für die Beurteilung eines Medikaments oder einer Methode wird durch experimentelle Forschungen im Labor oder im Tierversuch erbracht.
An dieser Stelle sei darauf hingewiesen, dass die Erfolge der Schulmedizin in keiner Weise geleugnet werden. Durch Antibiotika können schwere Infektionskrankheiten erfolgreich behandelt werden, durch künstliches Insulin können Diabetiker überleben. Die schulmedizinischen Therapien richten sich dabei gezielt gegen die krankhaften Veränderungen und weisen dem Organismus eine eher passive Rolle zu.
Eine Medizin, die aber nur messbare Daten gelten lässt, verliert den einzelnen Menschen in seiner körperlich-seelisch-geistigen Gesamtheit aus den Augen. Sie kann sicherlicht gut symptomatisch helfen, aber nicht heilen im ganzheitlichen Sinn. Im Gegensatz dazu steht bei den »Alternativen Heilmethoden« der einzelne Mensch mit seinen individuellen Problemen im Mittelpunkt der Betrachtung.

A

Akupunktur

Die Anfänge der Akupunktur liegen im Dunkel der Geschichte verborgen. So wie die Menschen schon in frühester Zeit Wasser oder gewisse Kräuter zu Heilzwecken gebrauchten, so rieben sie auch mit der Hand schmerzende Körperstellen oder kratzten diese mit dem Fingernagel. Reichte diese Stimulierung nicht aus, nahm man einen Dorn oder Steinsplitter zu Hilfe und ritzte damit die Haut. Dass diese Anfänge der Akupunktur keine Spekulation sind, belegen Funde von verschiedenen großen Steinnadeln oder Knochensplittern in prähistorischen chinesischen Gräbern.

Die ersten schriftlichen Überlieferungen zur Akupunktur stammen aus der Zeit der Han-Dynastie (200 v. Chr.). Die Verwendung von Nadeln – sie waren aus Gold oder Silber gefertigt – ist außerdem durch Grabfunde aus dieser Zeit belegt.

Das Stechen schmerzhafter Stellen, die man durch genaues Betasten herausfand, beruhte anfangs noch auf der Vorstellung, dass böse »Krankheitsgeister« durch den Stich in der Haut entweichen. Die Chinesen erwiesen sich als genaue Naturbeobachter, und so stellten sie im Laufe der Zeit fest, dass sich die gestochenen Hautstellen immer an den gleichen Körperstellen befanden und dass diese miteinander in Beziehung standen. Aus diesen Erkenntnissen entwickelte sich das komplexe Therapiesystem der Akupunktur. Dieses war seinerseits eingebettet in ein grundlegendes philosophisches Weltbild, demzufolge der Mensch und alle Naturphänomene miteinander in einer Wechselbeziehung stehen. Diese Wechselbeziehung ist gekennzeichnet durch eine Polarität, die sich in stetiger Bewegung und in ständiger Wandlung befindet. Die chinesische Philosophie benennt diese beiden gegensätzlichen Pole mit den Begriffen Yin und Yang. In der chinesischen Medizin überträgt man dieses Yin-und-Yang-Prinzip auch auf den menschlichen Körper.

Yin-Organe	Yang-Organe
Niere	Blase
Leber	Gallenblase
Milz / Pankreas	Magen
Lunge	Dickdarm
Herz	Dünndarm

Durch den ständigen Fluss der Lebensenergie – Qi – besteht ein harmonisches Gleichgewicht im Körper, was dann Gesundheit bedeutet. Kommt es zu einer Störung des Gleichgewichts, entstehen Krankheiten. Die Qi-Energie zirkuliert auf »Bahnen«, den Meridianen, durch den Körper.

Durch ein Stechen von ganz bestimmten Akupunkturpunkten, die auf diesen Meridianen liegen, kann man wieder einen energetischen Ausgleich herstellen und dadurch die Krankheit beseitigen.

Mit der Erklärung der Wirkungsweise tut sich die westliche Medizin relativ schwer, denn sie verlangt eine naturwissenschaftliche Begründung und nicht eine philosophische. Eine mögliche Erklärung, vor allem für die schmerzstillende Wirkung der Akupunktur, könnte folgendermaßen aussehen: Ein Schmerz wird über spezielle Nervenfasern als elektrischer Impuls zu gewissen Schaltstellen im Rückenmark – den Hinterhornneuronen – geleitet. Von hier gelangt der Reiz wieder über spezielle Schmerzbahnen ins Gehirn. Dort wird dieser Reiz dann als Schmerz wahrgenommen. Durch die Akupunktur gelingt es, besondere Botenstoffe in den Hinterhornneuronen zu aktivieren, die die Reizweiterleitung stoppen. Im Gehirn wird somit keine Schmerzmeldung mehr ankommen.

Jede Akupunkturbehandlung beginnt mit einer genauen Befragung und Untersuchung des Patienten (Anamnese). Dabei muss der Behandler spezielle Grundregeln der chinesischen Medizin beachten, z. B. die Fünf-Elemente-Lehre und die Pulsdiagnostik. Diese Vorgehensweise ist vor allem bei chronischen oder internistischen Krankheiten erforderlich. Bei akuten Schmerzzuständen, z. B. Knieschmerzen, Ischias, Kopfschmerzen, ist dieses Vorgehen nicht unbedingt erforderlich.

Für die eigentliche Behandlung benutzt man sehr dünne Einmalnadeln. Die Nadeln können unterschiedlich lang sein, je nachdem, welcher Punkt gestochen wird. Vor der Akupunktur wird die Haut desinfiziert, dann wird die Nadel rasch durch die Haut gestochen und dann sehr feinfühlig weiter in die Tiefe geführt. Die Einstichtiefe hängt im Wesentlichen von der Lage des Punktes ab. So sticht man im Muskelbereich eher tiefer, an den Händen und Füßen eher flach, am Schädel flach, manchmal auch schräg.

Die Nadeln bleiben in der Regel 20 bis 30 Minuten an ihrer Position. Gelegentlich ist es erforderlich, sie zwischendurch etwas hin und her zu drehen. Die Anzahl der gestochenen Nadeln hängt von dem jeweiligen Beschwerdebild ab.

Die Akupunktur eignet sich für eine Vielzahl von Erkrankungen. Besonders gute Erfahrungen gibt es bei der Schmerztherapie. Sehr gut sind die Erfolgsaussichten bei

- Kopfschmerzen
- Migräne
- Hexenschuss, Ischias
- Neuralgien
- Gelenkschmerzen

Nebenwirkungen sind bei sachgerechter Behandlung kaum zu erwarten. Gelegentlich kann es an der Stichstelle zu einem kleinen Bluterguss kommen. Empfindliche Menschen sollten sich beim Akupunktieren hinlegen.

Die Ausbildung in Akupunktur ist sehr unterschiedlich. Eine große Zahl von Ärzten und auch von Heilpraktikern hat eine Akupunkturausbildung bei einem anerkannten Institut durchlaufen.
Im ärztlichen Bereich gibt es für die Zusatzbezeichnung »Akupunktur« eine von der Ärztekammer genau vorgeschriebene Ausbildung mit entsprechenden theoretischen und praktischen Übungseinheiten und einer abschließenden Prüfung. Nur Ärzte mit dieser Ausbildung dürfen über die gesetzliche Krankenkasse eine Behandlung bei bestimmten Krankheiten abrechnen.

Laser-Akupunktur

Die Behandlung erfolgt mit einem Low-Level-Laser, der auch als Softlaser bezeichnet wird. Sie erfolgt nach den gleichen Prinzipien wie eine normale Akupunktur. Ihr Vorteil besteht in einer völlig schmerzfreien Therapie. Sie eignet sich daher besonders gut für Kinder und ängstliche Menschen. Beachten muss man dabei lediglich die besonderen Schutzmaßnahmen, die für jede Laserbehandlung gelten, d. h. bei einer Behandlung am Kopf muss vom Patienten eine Schutzbrille getragen werden.

Schädelakupunktur nach Yamamoto

Der japanische Arzt Yamamoto entdeckte spezielle Reflexzonen, sogenannte Somatotopien, am Kopf. Diese Punkte, die sich an der Stirn, im Bereich der Kopfhaargrenze und an der Schläfenregion befinden, haben eine signifikante Beziehung zur Wirbelsäule und den Gelenken. Eine Akupunktur dieser Zonen ist eine sehr effektive Methode zur Schmerzbehandlung des Bewegungsapparats.

Ohrakupunktur

Der französische Arzt Paul Nogier entwickelte aus der klassischen chinesischen Ohrakupunktur ein eigenes Diagnose- und Therapiekonzept, dem er den Namen Aurikulotherapie gab. Die Grundidee seines Konzeptes ist die Betrachtung der Ohrmuschel, die er als eine Reflexzone des ganzen Menschen betrachtet. Er geht davon aus, dass die Ohrmuschel eine Ähnlichkeit mit einem menschlichen Embryo hat (der Kopf befindet sich dabei im Ohrläppchen). Nach der sehr exakten Ortung eines Punktes mittels eines Punktsuchgerätes wird dieser Punkt dann mit einer Ohrakupunkturnadel gestochen. Die Aurikulotherapie eignet sich für akute und chronische Schmerzzustände, für Erkrankungen des Magen-Darm- und des Lungenbereichs, zur Allergiebehandlung und zur Therapie von Abhängigkeitsproblemen, z. B. Raucherentwöhnung.

Mundakupunktur

Der deutsche Hals-Nasen-Ohren-Arzt Jochen M. Gleditsch entwickelte die nach ihm benannte Mundakupunktur. Er beobachtete, dass eine Reflexzone im hinteren Mundbereich, besonders im Bereich der oberen und unteren Weißheitszähne, eine therapeutische Beziehung zu inneren Organen und Gelenken aufweist. Bei der Behandlung werden die Punkte mit einer langen, dünnen Kanüle angestochen und diese dann mit etwas Lokalanästhetikum infiltriert. Die Mundakupunktur eignet sich gut zur Therapie der Sinusitis (Nasennebenhöhlenentzündungen) sowie zur Schmerztherapie der Halswirbelsäule und der Schulterregion.

Moxibustion

Die Moxibustion ist eine spezielle Wärmetherapie von Akupunkturpunkten. Das Wort »Moxa« leitet sich von dem japanischen Begriff »mogusa« ab und bezeichnet ein Beifußpulver.

Für die Therapie werden Beifußblätter getrocknet, dann zu einem feinen Pulver vermahlen, um danach zu Kegeln oder sogenannten Moxazigarren gepresst zu werden. Es gibt zwei Anwendungsmöglichkeiten:

- direkte Anwendung: Der Moxa-Kegel wird direkt auf die Haut (Akupunkturpunkt) aufgesetzt und angezündet. Ist er zu etwa zwei Dritteln abgebrannt, wird er entfernt.
- indirekte Anwendung: Die Moxa-Zigarre wird angezündet. Mit dem glimmenden Ende nähert man sich vorsichtig dem Akupunkturpunkt, bis ein deutliches Wärmegefühl entsteht.

Die Moxibustion wird gemäß der chinesischen Akupunkturlehre bei »Kälte«- und »Leere«-Krankheiten angewendet. Darunter versteht man

- Erschöpfungsbeschwerden
- Infekte, die durch Kälte ausgelöst wurden
- Erkrankungen der Gelenke, die durch Kälte verstärkt werden
- psychische Erschöpfungszustände
- sexuelle Schwäche

Akupressur

Die Akupressur beruht auf dem gleichen Gedankengebäude wie die Akupunktur. Bei ihr werden aber die Punkte mit dem Finger oder einem Massagestäbchen mit mäßigem Druck massiert. Die Akupunktur ist in ihrer Wirkung schneller und hält in der Regel länger an. Die Akupressur hat dagegen den Vorteil, dass sie völlig ohne Nebenwirkungen ist und mit einiger Anleitung auch von einem Laien zur Selbstbehandlung benutzt werden kann. Sie bietet sich an, um im Akutfall Schmerzen zu lindern oder Beschwerden zu bessern, ohne Medikamente einzunehmen.

Akupunkturmassage nach Penzel

Diese Behandlung geht auf den Masseur Willi Penzel zurück. Die Grundidee ist wiederum der Akupunkturlehre ähnlich, denn auch Penzel geht davon aus, dass eine Krankheit mit einer Störung des Energieflusses zusammenhängt. Zur Beurteilung, welcher Meridian behandelt werden muss, benutzt er ganz bestimmte Ohrakupunkturpunkte. Mit einem Stäbchen werden spezielle Punkte und Reflexzonen am Ohr abgedrückt. Punkte und Zonen, die schmerzhaft sind, werden dann einem Meridian zugeordnet. Bei der Behandlung wird der entsprechende Meridian mit einem Stäbchen in die Richtung des Energieflusses massiert.

Alexander-Technik

Die Alexander-Technik ist nach ihrem Begründer, dem Australier Frederick Matthias Alexander (1869–1955), benannt. Der Schauspieler hatte körperliche Probleme bei seiner Berufsausübung – er neigte dazu, beim Sprechen seine Stimme zu verlieren – und machte in seinem Bemühen, Abhilfe zu schaffen, eine entscheidende Beobachtung: Er bemerkte, dass er seinen Körper auf schädliche Weise anspannte und so sein Sprechen behinderte.

Im weiteren Verlauf seiner Forschungen kam er zu der Erkenntnis, dass viele Bewegungsabläufe wie Gehen, Sitzen, Aufstehen, Bücken, etwas Aufheben u. a. m. schon in frühen Jahren nach einem angeeigneten Gewohnheitsmuster ablaufen. Diese täglichen Bewegungsmuster können so gestaltet sein, dass sie uns schaden und wir uns nicht frei und harmonisch bewegen können.

Im Extremfall, bei einem ganz falschen Bewegungsmuster, kommt es zu einer starken Muskelanspannung. Also Folge davon treten Schmerzen in den Muskeln und Gelenken, rasche Erschöpfung, Sprachprobleme u.a. auf.

Behandlung: Alexander entwickelte eine Technik, durch die die gewohnheitsmäßigen Muster mithilfe einer sanften, führenden Behandlung korrigiert werden. Ganz wichtig hierbei ist die Schulung der Selbstwahrnehmung. Alexander sagt dazu: »Wenn ihr aufhört, das Falsche zu tun, geschieht das Richtige von selbst.«
Die Alexander-Technik eignet sich für jeden Menschen, denn sie bewirkt eine Harmonisierung der Bewegungen. Dadurch kommt es zu einer allgemeinen Stärkung, Kräftigung und Stabilisierung auf körperlicher und seelischer Ebene. Im Einzelnen beinhaltet die Alexander-Technik folgende Aspekte:

- pädagogischer Ansatz
- mithilfe von Übungen werden falsche Bewegungsmuster korrigiert
- der Patient wird allein oder in kleinen Gruppen therapiert.

Besonders geeignet ist diese Behandlungsmethode für Menschen, die mit ihrem Körper und mit ihrer Stimme arbeiten, wie beispielsweise Schauspieler, Musiker, Tänzer, Sportler. Aber auch für Menschen, die durch ungünstige Belastungen, z.B. lange sitzende Tätigkeiten, oft Rücken- und Gelenkschmerzen haben, profitieren von einer Behandlung.

Die Ausbildung in Alexander-Technik erfolgt durch qualifizierte Lehrer in anerkannten Ausbildungsstätten.

Anthroposophische Medizin

Rudolf Steiner (1861–1925) ist der Begründer der Anthroposophie. Das Universalgenie studierte Mathematik, Chemie, Naturgeschichte und besuchte zahlreiche Vorlesungen in Medizin und Philosophie. Im Jahr 1891 promovierte er in Rostock zum Doktor der Philosophie.

Steiners Denken, das stark von den Werken Goethes beeinflusst war, dessen naturwissenschaftliche Schriften er herausgab, führte ihn zu der Erkenntnis, dass »das Geistige im Menschenwesen zum Geistigen im Weltall führen will«. Dieser Grundsatz gilt als der übergeordnete Gedanke der Anthroposophie. Auch die anthroposophische Medizin ist in ihm begründet. Sie sieht sich als Wissenschaft, die Körper, Seele und Geist des Menschen in ihre Betrachtungen einbezieht.

Zusammen mit der Ärztin Uta Wegmann (1876–1943) entwickelte Steiner eine erweiterte Betrachtung der Medizin, die in dem Buch »Grundlegendes für eine Erweiterung der Heilkunst nach geisteswissenschaftlichen Erkenntnissen« dargestellt ist. Diese »Erweiterung« geht von einem Menschenbild aus, das folgende Viergliederung aufweist:

- Körperliche Organisation (Stoffleib): Zu den physischen Grundlagen zählen alle messbaren Werte, wie Gewicht, Größe, Laborwerte.
- Lebensorganisation (Ätherleib): Dazu zählen alle lebendigen, sich ständig wiederholenden Lebensprozesse, wie Atmung, Wachstum, Fortpflanzung.
- Empfindungsorganisation (Astralleib): Dazu zählen alle psychischen Prozesse, wie Lust, Freude, Kummer, Weinen.
- Ich-Organisation (Ich-Leib): Dazu zählen Bereiche, wie Bewusstsein, Individualität, Selbstbewusstsein.

Die anthroposophische Medizin geht davon aus, dass ein Gleichgewicht innerhalb dieser vier Teile gleichbedeutend mit Gesundheit ist, Ungleichgewicht bedeutet Krankheit.

Behandelt man einen Menschen nur auf körperlicher Ebene, wie es in der Schulmedizin durch chemisch hergestellte Medikamente geschieht, kann man zwar Krankheit und Schmerzen beheben. Nach der anthroposophischen Sichtweise bedeutet diese Abwesenheit von Krankheit aber noch lange nicht Heilung und Gesundheit. Erst durch eine umfassende, ganzheitliche Heilweise erreicht man Wohlbefinden auf der körperlichen, seelischen und geistigen Ebene. Dieses Gleichgewicht soll durch alle anthroposophischen Therapiemethoden wieder hergestellt werden.
Bei der medikamentösen Therapie bedient sich die anthroposophische Medizin pflanzlicher und mineralischer Medikamente, bei deren Herstellung die anthroposophische Naturbetrachtung eine wichtige Rolle spielt. So müssen bei Aussaat und Ernte der Arzneipflanzen die Mondphasen beachtet werden. Auch die jeweiligen Pflanzenteile – Blüten, Blätter, Wurzeln – oder auch die mineralischen Substanzen werden dem Menschen nach anthroposophischer Betrachtungsweise zugeordnet. Grundsätzlich geht es bei der Behandlung immer um eine Anregung der Selbstheilungskräfte.
Eine Ergänzung des medikamentösen Therapiekonzepts erhält die anthroposophische Medizin durch künstlerische Therapien, dazu zählen z. B. Maltherapie, Musiktherapie oder auch die Heileurhythmie.

Die Ausbildung ist klar geregelt: Die anthroposophische Medizin kann nur von Ärzten ausgeübt werden. Nach dem Studium der Medizin erfolgt eine mehrjährige anthroposophische Ausbildung. Nach erfolgreichem Abschluss darf der Zusatztitel »Arzt für Anthroposophische Medizin« geführt werden.

Antlitzdiagnostik

Unter dieser Diagnoseform, die auch Physiognomik genannt wird, versteht man ein diagnostisches Verfahren, das dazu dient, aus dem Gesicht Rückschlüsse über körperliches und seelisches Befinden abzuleiten. Ein Beispiel: Jeder kennt sicherlich den Begriff »Lachfalten«: Sie gehören eher zu einem fröhlichen Menschen, wohingegen ein nachdenklicher, ernster Mensch eher eine Denkerstirn haben wird. Bei der Antlitzdiagnostik werden solche Gesichtszeichen als diagnostisches Merkmal verwendet.

Um sich ein genaues Bild über den individuellen Gesundheitszustand eines Menschen machen zu können, benutzt der Diagnostiker eine große Zahl verschiedenster Gesichtsmerkmale. Genauestens wird jede etwaige Veränderung eines Gesichtsausdrucks begutachtet: Gesichtsform und -farbe, Grübchen, Fältchen, Nase, Mund, Augen und viele andere Charakteristika machen Rückschlüsse auf die körperliche und seelische Verfassung eines Menschen möglich.

Die Physiognomik geht dabei weit über den Bereich hinaus, der auch in der Schulmedizin Anwendung findet, denn diese beschränkt sich eher auf die körperliche Ebene. So deutet beispielsweise eine blasse Gesichtsfarbe auf Blutarmut hin oder gelbliche Augen auf eine Lebererkrankung.

Die Physiognomik leitet aus den Gesichtszeichen nicht nur einen aktuellen Krankheitszustand ab, sondern deutet auch Charakter und Wesen eines Menschen. Sie macht Aussagen über die Lebensgeschichte, Begabung und Fähigkeiten eines Menschen.

Die Ausbildung erfolgt oft an einer Heilpraktikerschule im Rahmen einer Heilpraktikerausbildung. In der Antlitzdiagnostik gibt es allerdings verschiedene Methoden und Betrachtungsweisen.

Applied Kinesiology

Wie so oft im Leben spielte auch bei der Entwicklung der Applied Kinesiology der Zufall eine entscheidende Rolle: Der amerikanische Chiropraktiker George Goodheart D. C. beobachtete vor gut 30 Jahren zufällig bei der Untersuchung eines jungen Mannes mit Schulterproblemen eine eigenartige Muskelreaktion: Er stellte fest, dass sich die Muskelkraft eines untersuchten Muskel änderte, wenn er eine bestimmte Zone am Körper berührte. Diese Beobachtung weckte seine Neugier, und so beschäftigte er sich mehrere Jahre lang mit der Erforschung des Zusammenhangs von Muskelspannungen. Er kam zu dem Schluss, dass einem bestimmten Muskel ein Organ, eine Reflexzone, ein Vitamin oder Mineral zugeordnet werden kann.

Ein Beispiel: Zum *Musculus deltoideus* (Schultermuskel, der den Arm nach oben dreht) gehören beispielsweise

- das Organ Lunge
- Vitamin C, Beta-Carotin
- Reflexzonen an Brustkorb, Rücken und Schädel.

Goodheart fand heraus, dass sich der Muskeltonus, also der Anpassungszustand eines Muskel, je nach Testexposition ändern kann. Er kann von »stark« nach »schwach«, aber auch von »schwach« nach »stark« wechseln. Testet man beispielsweise den *Musculus deltoideus* und er erweist sich als anfänglich schwach, wird aber stark durch Berühren der Reflexzonen am Rücken, so müssen diese Zonen behandelt werden.

Goodheart nannte seine Methode Applied Kinesiology (AK), was übersetzt »angewandte Muskeltesttechnik« bedeutet. Sie ist in erster Linie eine diagnostische Möglichkeit, mit deren Hilfe die Reaktionslage lebender Systeme rasch und einfach geprüft werden kann, inklusive die auf Allergene, Nahrungsmittelunverträglichkeiten, Fehlhaltungen, emotionalen Stress usw. Die Interpretation der vom Behandler wahrgenommenen Muskelspannungen ist stark von der Erfahrung des Untersuchenden abhängig. Der Muskeltest ist in seiner Reaktion so deutlich, dass diese vom Patienten selbst ganz genau gespürt wird.

Zur Behandlung können sowohl manuelle Techniken wie Osteopathie oder Chirotherapie als auch Homöopathie, Heilpflanzen, Akupunktur, Vitamine, Mineralien usw. zur Anwendung kommen.

Die Ausbildung in Applied Kinesiology wird in Deutschland von zwei anerkannten Gesellschaften durchgeführt. Therapeuten, die über eine medizinische Grundausbildung verfügen, können diese Ausbildung absolvieren. Dazu zählen Ärzte, Zahnärzte, Physiotherapeuten, Ergotherapeuten und Heilpraktiker.

Hinweis: In den USA und mittlerweile auch in Deutschland haben sich verschiedene Richtungen und Schulen entwickelt. Allen gemeinsam ist die Bezeichnung »Kinesiologie«. (Man beachte dabei die Schreibweise. Nur die von Goodheart entwickelte Applied Kinesiology schreibt sich mit »y« am Ende des Wortes Kinesiology.) Für die Kinesiologie gibt es keine vorgeschriebene Ausbildung. In vielen Fällen wird sie von medizinischen Laien erlernt und ausgeübt.

Aromatherapie

Wohltuende, angenehme »aromatische« Düfte faszinieren die Menschen schon seit Tausenden von Jahren. Im alten Ägypten wurden duftende Pflanzen in kultischen Räucherzeremonien eingesetzt. Die Herstellung duftender Essenzen nach speziellen Destillationsverfahren ist in Persien seit dem 6. Jahrhundert v. Chr. bekannt. In dem berühmten antiken Buch »Materia Medica« beschreibt Dioskurides die Wirkung der unterschiedlichen Aromen.

Die heutige »moderne Aromatherapie« als Heilverfahren geht auf den französischen Chemiker René Maurice Gattefossé zurück. Dabei stand wieder einmal der Zufall Pate: Gattefossé hatte sich bei einem Laborunfall Verbrennungen an den Händen zugezogen. Einige Zeit später schüttete er sich versehentlich Lavendelöl über die verbrannten Hände. Zu seinem Erstaunen bemerkte er einen raschen Heilungsprozess. Als Naturwissenschaftler und Chemiker weckte diese Beobachtung seine Neugierde, und in der Folge untersuchte er die Eigenschaften und Anwendungsmöglichkeiten der ätherischen Öle. Die Ergebnisse seiner Forschungen veröffentlichte er 1937 in einem Buch mit dem Titel »Aromatherapie«. In den folgenden Jahren ergänzten Jean Valnet und Robert Tisserand die medizinischen Einsatzmöglichkeiten ätherischer Öle.
Im weitesten Sinn ist Aromatherapie eine spezielle Variante der Phytotherapie – Heilpflanzentherapie. Der Unterschied besteht aber darin, dass man nicht wie in der Phytotherapie die ganze Pflanze verwendet, sondern nur ihre ätherischen Öle.
Ätherische Öle sind in vielen Pflanzen enthalten. Sie befinden sich in speziellen Öldrüsen, die oft in bestimmten Teilen der Pflanze konzentriert sind: Wohl jeder kennt den Duft der Rosenblüte oder den Duft von zerdrückten Basilikumblättern.

Zur Herstellung der Heilmittel wird nach der Pflanzenernte das ätherische Öl nach genau vorgeschriebenen Destillations- oder Extraktionsverfahren aus den jeweiligen Pflanzenteilen gewonnen. Die gewonnenen Öle sind hochkonzentriert und bei Raumtemperatur flüchtig – übrigens stammt der Begriff »ätherisch« aus dem Griechischen und bedeutet »himmlisch«.

Anwendung: Die gebräuchlichste und verbreitetste Anwendung von ätherischen Ölen erfolgt heute in Duftlampen. Die Aromatherapie aber nur auf diese Darreichungsform zu reduzieren wäre falsch.

Verwendung der ätherischen Öle

- oral – Anwendung über Mund-Magen-Darm
- inhalativ – Anwendung über die Lunge
- perkutan – Anwendung über die Haut

Bei der direkten oralen oder perkutanen Anwendung der Öle ist das Wirkprinzip gleichzusetzen mit den bekannten pharmakologischen Wirkungen, wie wir sie aus der Phytotherapie und der normalen »chemischen Arzneimitteltherapie« kennen.
Betrachtet man die Wirkung der Aromatherapie in der Form, wie sie heute meist angewendet wird, nämlich als »Dufttherapie«, so ergibt sich eine erweiterte Sichtweise: Durch das Verdampfen des ätherischen Öls kommt die Nasenschleimhaut in Kontakt mit Aromamolekülen. Unsere Riechzellen reagieren darauf mit einem Nervenimpuls, der ans Gehirn weitergeleitet wird. Im Riechzentrum des Gehirns werden diese Impulse weiterverarbeitet. Dabei entsteht eine komplexe Verknüpfung

mit abgespeicherten Erinnerungen und Erlebnisgefühlen. Somit ergeben sich durch die »himmlischen Öle« vielfältige Wirkungen, speziell auch auf der psychischen Ebene.

In der Praxis werden die ätherischen Öle folgendermaßen eingesetzt:
- Innerliche Anwendung: 2 bis 3 Tropfen Öl mit etwas Honig mischen, in ¼ Liter warmes Wasser geben; 2- bis 3-mal pro Tag eine Tasse ca. 3 Wochen lang trinken.
- Äußerliche Anwendung: Als Badezusatz für ein Vollbad 6 bis 8 Tropfen Öl mit Sahne oder Honig verrühren und ins warme Badewasser geben.
- Duftlampe: 2 bis 3 Tropfen Öl in die mit Wasser gefüllte Schale der Aromalampe geben.

Bei der Verwendung ätherischer Öle sollte unbedingt auf eine sehr gute Qualität geachtet werden. Billige Öle sind meist künstlich hergestellt und enthalten somit keinen natürlichen Wirkstoff.

Der Einsatzbereich der ätherischen Öle ist relativ groß. Bei der inneren Anwendung stehen sicherlich Beschwerden des Magen-Darm-Traktes im Vordergrund, wie Appetitlosigkeit, Verdauungsschwäche, Blähungen. Die direkte Inhalationsbehandlung eignet sich für Erkrankungen der Atemwege, wie Halsentzündungen und festsitzender Husten.
Die Anwendung als Dufttherapie in der Aromalampe entfaltet überwiegend eine Wirkung im psychischen Bereich. Die Öle können anregend, erfrischend, entspannend und beruhigend wirken.

Achtung: Ätherische Öle können auch Nebenwirkungen haben. Manche Menschen können Kopfschmerzen oder Übelkeit von gewissen Düften bekommen. Allergische Reaktionen, vor allem bei direktem Kontakt, sind möglich. Bei der innerlichen Anwendung unbedingt auf die richtige Dosierung achten.
Vorsicht bei Schwangeren und Kleinkindern.

Atemtherapie

Die Atmung ist ein zentraler Lebensprozess, der unsere körperlichen und seelischen Zustände beeinflusst: Beim Schlafen atmen wir anders als beim Sitzen oder Laufen, seelische Empfindungen finden im Atem ihren Ausdruck: Vor Schreck hält man den Atem an, oder man gibt einen tiefen Seufzer der Zufriedenheit von sich.
Gelingt es durch eine Atemtherapie, eine gestörte Atemfunktion zu verbessern, so kann man den Menschen sowohl in seinem körperlichen wie auch seelischen Befinden beeinflussen.

Grundsätzlich unterscheidet man bei der Atemtherapie zwei verschiedene therapeutische Ansatzpunkte. Die Arbeit auf der körperlichen Ebene, die, auf das Symptom ausgerichtet, durch Physiotherapeuten durchgeführt wird. Ziel der Behandlung ist es, eine gestörte, eingeschränkte Lungenfunktion zu verbessern.
Die Atemtherapie kommt zum Einsatz bei

- Asthma
- chronischer Bronchitis
- Lungenemphysem
- Lungenentzündung
- Rippenfellentzündung
- Verletzungen des Brustkorbs
- nach Brust- und Bauchoperationen
- Mukoviszidose

Die zweite Variante der Atemtherapie arbeitet stärker auf der emotionalen, seelischen Ebene. Durch die Atemtherapie kommt es zu einem Spüren und Bewusstwerden von Blockierungen und Spannungen im

Körper, die im Zusammenhang mit seelischen und emotionalen Problemen stehen. Der Therapeut muss deshalb in der Lage sein, seelische Prozesse – beispielsweise Ängste, Trauer, Schreck –, die durch die Atem-Körperarbeit ausgelöst wurden, in einer angemessenen psychotherapeutischen Weise zu begleiten.

Atemtherapeuten, die in dem beschriebenen Sinn arbeiten, haben eine spezielle Ausbildung in einem anerkannten Institut absolviert.

Augendiagnostik

Die Anfänge der Augendiagnostik gehen auf den ungarischen Arzt Ignaz von Peczely zurück (1826–1911). Er ging davon aus, dass zwischen dem Auge und den inneren Organen eine Beziehung besteht. Im Zentrum seiner Augenbeobachtung steht die Iris, die farbige Regenbogenhaut (von daher auch meist die Bezeichnung Irisdiagnostik). Aus Veränderungen der Iris meinte Peczely, Rückschlüsse auf Krankheiten ziehen zu können. Einen exakten wissenschaftlichen Beweis für diese Annahme konnte die medizinische Forschung aber bis heute nicht liefern. Somit kann man die Augendiagnostik als ein reines empirisches, d. h. beobachtendes Diagnoseverfahren bezeichnen.

Zwei Betrachtungsweisen unterscheidet man bei der Irisdiagnostik:

- Aus der Farbe der Iris versucht der Behandler, auf die Konstitution eines Menschen zu schließen. Unter Konstitution versteht man die vererbte Grunddisposition eines Menschen, d. h. dass eine gleiche Veranlagung gleiche Krankheitsform und damit gleiche Therapien mit sich bringt. So wird z. B. eine braune Irisfarbe als hämatogen eingestuft. Menschen mit blauen Augen werden dagegen als lymphatisch bezeichnet, sie neigen zu Lungenkrankheiten, Allergien, Ekzemen.

- Die zweite Variante bezieht eine Art Iris-Topografie mit ein. Hier geht man davon aus, dass jedes Organ und jeder Körperteil auf der Iris lokalisiert ist. Man teilt die Iris kreisförmig wie eine Uhr in Abschnitte ein. Durch ein spezielles Betrachtungsgerät kann man dann anhand von Veränderungen der Iris auf ein erkranktes Organ schließen. So könnte z. B. eine Veränderung bei der 40. Minute auf ein Leberproblem hindeuten.

Die Ausbildung in Irisdiagnostik wird überwiegend in Heilpraktikerschulen durchgeführt. Sie wird deshalb auch meistens von Heilpraktikern als Diagnoseinstrument benutzt. Im ärztlichen Bereich ist sie kaum verbreitet.

Aura-Soma-Therapie

Bei der Aura-Soma-Therapie soll der Mensch auf vier Ebenen angesprochen werden. Diese sind folgendermaßen definiert:

- Die erste ist die körperliche Ebene – Soma.
- Die zweite ist die Aura-Ebene. Diese energetische Schicht befindet sich dicht über dem materiellen Körper.
- Die dritte und vierte Ebene sind ebenfalls energetische Schichten, die sich in einem gewissen Abstand zum Körper befinden. Man bezeichnet sie auch als ätherischer Körper und Astralkörper.

Auf allen vier Ebenen sind sowohl die körperlichen als auch die emotionalen, mentalen und spirituellen Erfahrungen und Erlebnisse eines Menschen gespeichert – so die Sichtweise der Engländerin Vicky Wall, die diese Therapieform entwickelte. Sie war der Ansicht, dass es ein gesundes Wohlbefinden nur geben kann, wenn sich alle vier Ebenen in harmonischem Einklang befinden. Um diesen Einklang zu erreichen, entwickelte sie spezielle Essenzen, die sie in der Therapie einsetzte. Diese Essenzen werden aus Kristallen, Edelsteinen, Kräutern, Licht und Farbe hergestellt und sind zweifarbig, da der ölige Teil auf dem wässrigen Teil schwimmt.

Die Mittel werden vor der Behandlung geschüttelt, so entsteht eine Emulsion mit einer Mischfarbe. Einige Tropfen der Emulsion werden dann auf bestimmten Körperstellen verrieben. Zur Behandlung sucht sich der Patient vier Fläschchen aus. Die Farben entsprechen dabei den vier Ebenen, also der körperlichen Soma-Ebene, der emotionalen Aura-Ebene, der mentalen Äther-Ebene und der spirituellen Astral-Ebene. Vicky Wall prägte dafür den Satz »Wir sind die Farben, die wir wählen«.

Ausleitungsverfahren

Die Grundidee dieses Heilverfahrens geht bis in die Anfänge der Menschheitsgeschichte zurück. Schon seit dieser Zeit besteht die Vorstellung, Krankheiten durch eine »Ausleitung« aus dem Körper vertreiben zu können. Schamanen waren die ersten, die versuchten, durch verschiedenste Techniken das »Böse« oder die »schlechten Säfte« aus dem kranken Körper zu verbannen.

Die »ausleitenden Verfahren«, wie man sie auch noch größtenteils heute kennt und anwendet, werden bereits in der Antike beschrieben. Hippokrates – der Vater der modernen Medizin – lebte ca. 460–375 v. Chr. auf der Insel Kos und entwickelte die Lehre von den Körpersäften. Diese Lehre nennt man Humoralpathologie. Ihre Idee bestand in der Vorstellung, durch ausleitende Verfahren eine Ausscheidung zu erreichen und dadurch wieder eine Harmonisierung der fehlerhaften »Körpersäfte« zu bekommen.

Jahrhundertelang bestimmten die ausleitenden Verfahren die medizinischen Behandlungsmethoden. Vom römischen Arzt Galen über die frühmittelalterlichen arabischen Ärzte und die berühmte Äbtissin Hildegard von Bingen bis hinein ins 18. Jahrhundert war die Ausleitung die am häufigsten angewendete Therapieform. Dabei kam es phasenweise zu massiven schädlichen Exzessen in der praktischen Anwendung: Beim Aderlass, einem Ausleitungsverfahren, wurden die Kranken so intensiv »zur Ader gelassen«, dass sie dabei verstarben. Gegen Ende des 19. Jahrhundert hatten dann die ausleitenden Verfahren ihren früheren hohen Stellenwert weitgehendst verloren.
Eine »Wiederentdeckung« bzw. Erneuerung der Ausleitung erfolgte im 20. Jahrhundert durch den Wiener Gynäkologen Bernhard Aschner. Die heute am häufigsten angewandten Methoden gehen auf Aschner zurück. So bezeichnet man sie auch vielfach als Aschner-Verfahren. Sie sind heute noch fester Bestandteil der Naturheilkunde.

Die Wirkungsweise der ausleitenden Verfahren kann man aus der heutigen Sicht als direkten pharmakologischen und immunologischen Effekt bezeichnen. Dies trifft überwiegend auf die internen Verfahren zu.
Bei den externen Verfahren handelt es sich meist um einen Reiz-Reaktions-Mechanismus, der über die Haut erfolgt. In der praktischen Naturheilkunde verwendet man dafür Begriffe, die auch für den medizinischen Laien besser verständlich sind:

- Entgiftung
- Entschlackung
- Entlastung des Stoffwechsels
- Blutreinigung

In diesem Kapitel werden die in der modernen Naturheilkunde zur Anwendung kommenden externen Verfahren beschrieben.

Ausleitungsverfahren

- **Extern**
  Aderlass
  Blutegeltherapie
  Schröpfen
  Cantharidenpflasterbehandlung
  Baunscheidt-Therapie

- **Intern**
  Abführende Maßnahmen über den Darm;
  Aktivierung des Harnflusses, Aktivierung der Schweißsekretion z. B. durch Schwitzpackungen, Saunagänge

Aderlass

Im 16. und 17. Jahrhundert, der Hauptzeit der Aderlassbehandlung, wurde der Kranke an vielen Stellen zur Ader gelassen. Dabei wurde nach Tageszeit, Geschlecht, körperlicher Verfassung und anderen Gesichtspunkten differenziert.

Heutzutage erfolgt der Aderlass ausschließlich aus der Vene in der Ellenbeuge. Dazu verwendet man ein spezielles Punktionsset. Die entnommene Blutmenge beträgt 50 bis 250 Milliliter. Die therapeutische

Wirkung eines Aderlasses besteht in der Verringerung der Blutmenge. Als Soforteffekt kommt es zu einer Entlastung des Kreislaufes und einer »Verdünnung des Blutes«. Anschließend kommt es zu einer Anregung der Blutbildung und somit auch zur Aktivierung des Immunsystems. Ein Aderlass eignet sich bei folgenden Erkrankungen:

- Bluthochdruck
- chronisch entzündliche Erkrankungen z. B. Rheuma
- Kopfschmerzen
- Schwindel
- Tinnitus
- Asthma
- Übersäuerung des Organismus
- psychische Erkrankungen

Wichtig ist es, bei all diesen Erkrankungen immer die jeweilige Konstitution des Patienten zu beachten. Ein Fülletyp – gemeint ist hierbei ein Mensch mit hochrotem Kopf – eignet sich immer besser für einen Aderlass als ein schwächlicher, blasser Leeretyp.

Achtung: Ein Aderlass sollte unterbleiben bei Anämie, niedrigem Blutdruck, Herzerkrankungen, Kindern und alten Menschen (< 80 Jahre).

Blutegeltherapie

Schon Hippokrates kannte die Behandlung mit Blutegeln. Die ersten schriftlichen Überlieferungen über die Blutegeltherapie gehen aber noch weiter zurück, so finden sich auf Tontafeln, die aus Mesopotamien (3300 v. Chr.) stammen, Therapieempfehlungen. Ihren Höhepunkt erreichte sie im 19. Jahrhundert besonders in Frankreich. Die Anwendung wurde dabei völlig übertrieben, indem Patienten Hunderte Blutegel angesetzt bekamen.

Heute erlebt die Blutegeltherapie bei einigen Beschwerden wieder eine zunehmende Akzeptanz, und dies sogar im schulmedizinischen Bereich. Wissenschaftliche Untersuchungen haben nämlich bewiesen, dass es bei dieser Behandlung nicht nur um das »Blutsaugen« geht, sondern dass der vom Egel abgesonderte Speichel zahlreiche biochemische Eigenschaften besitzt. Er wirkt entzündungs- und gerinnungshemmend. Für die medizinische Therapie verwendet man den dunkelbraun bis schwarz-grünlichen Egel – *Hirudo medicinalis*. Er wird von speziellen Firmen gezüchtet.

Bei der Behandlung wird der Egel vorsichtig auf die jeweilige Therapiestelle angesetzt. Der Egel hält sich mit seinem hinteren Ende an der Haut fest, mit der Mundöffnung schlitzt er die Haut sternförmig ein und saugt sich fest. Mit dem Biss beginnt die Therapie. Der Egel gibt Speichel zum besseren Fließen des Blutes ab. Nun saugt er langsam Blut ab. So entsteht ein lokaler kleiner Aderlass. Ein Egel kann bis zu 15 Milliliter Blut saugen. Wenn er »satt« ist, fällt er ab. Durch die gerinnungshemmenden Stoffe, die der Egel abgegeben hat, kommt es noch zu dem erwünschten Nachbluten. Dieses kann mehrere Stunden anhalten. Ein Blutegel darf zu medizinischen Zwecken nur einmalig verwendet werden.
Die Hauptanwendungsgebiete beziehen sich auf Beschwerden mit Blutstauungen. Im naturheilkundlichen Bereich bezieht sich das auf folgende Erkrankungen:

- Venenthrombosen
- alte Blutergüsse
- Lymphstauungen
- Krampfadern
- chronische Entzündungen
- Kopfschmerzen und Migräne
- Arthrose

Im schulmedizinischen Bereich findet er wegen der gerinnungshemmenden, gefäßerweiternden Wirkung Anwendung in der plastischen Chirurgie und bei Gliedmaßenrekonstruktion.
Risiken und Nebenwirkungen gibt es nur geringe. Bei unsachgemäßem Ansetzen des Blutegels kann es später zu einer lokalen Entzündung kommen.

Achtung: Blutegeltherapie nicht anwenden bei: Therapie mit blutverdünnenden Medikamenten, Anämie, Allergien gegen Hirudin, schlechter Wundheilung und in der Schwangerschaft.

Schröpfen

Bei der Schröpfbehandlung handelt es sich sicherlich mit um die älteste überlieferte Heilmethode überhaupt. Auf einem 5000 Jahre alten Arztsiegel aus Mesopotamien finden sich Abbildungen von Schröpfköpfen, eine weitere findet sich auch auf einem Weiherelief im Tempel des griechischen Heilgottes Asklepios in Athen. Anweisungen zur Schröpfbehandlung findet man bei Hippokrates, dem römischen Arzt Galen, dem großen arabischen Arzt Avicenna, und auch in der indischen und chinesischen Heilkunde war Schröpfen bekannt.

Zum Schröpfen benötigt man einen Schröpfkopf, dieser besteht heutzutage aus Glas. Früher, in der Anfangszeit der Schröpfbehandlung vor 5000 Jahren, bestand er aus einem Tongefäß. Die Handhabung war zu allen Zeiten die gleiche: In den Schröpfkopf wird Watte hineingegeben, diese wird entzündet, dann setzt man rasch den Schröpfkopf auf die Haut. Durch das Abbrennen der Watte im oberen Bereich des Schröpfkopfes entsteht ein Unterdruck, wodurch sich der Schröpfkopf auf der Haut festsaugt.
Alternativ dazu gibt es heute auch Schröpfköpfe mit einem Gummibalg, mit dem man sehr variabel den Unterdruck erzeugen kann.

Es gibt zwei Arten der Schröpfbehandlung:

- trockenes Schröpfen
- blutiges Schröpfen

Beim trockenen Schröpfen wird der Schröpfkopf nach der beschriebenen Methode auf die Haut aufgesetzt, beim blutigen Schröpfen ritzt man vorher die Haut ein. Die Schröpfbehandlung wird v. a. im Rückenbereich angewendet, da es am Rücken gewisse Reflexzonen gibt. Diese Zonen – man nennt sie Head'sche Zonen – stehen in Verbindung mit inneren Organen. Somit kann man dann auch über die jeweiligen Organzonen die verschiedensten inneren Erkrankungen behandeln.
Für eine Schröpfbehandlung kommen folgende Erkrankungen infrage:

- Lungenerkrankungen, z. B. Asthma
- funktionelle Herzerkrankungen
- Störungen im Magen-, Leber-Galle-Bereich
- hormonelle Störungen
- niedriger und hoher Blutdruck
- Rückenschmerzen, Muskelverspannungen
- Kopfschmerzen, Migräne

Bei welcher Erkrankung trocken oder blutig geschröpft wird, muss der erfahrene Therapeut entscheiden. Prinzipiell besteht der Unterschied darin, dass man beim trockenen Schröpfen von einem Leerezustand ausgeht. Durch das Schröpfen entsteht Wärme, Fülle, Kraft. Beim blutigen Schröpfen geht man von einem Füllezustand aus. Es wird ein Überschuss ausgeleitet, dadurch kommt es zur Entstauung und Entschlackung.

Achtung: Beim blutigen Schröpfen entstehen kleine Narben durch das Einritzen. Beim trockenen Schröpfen kann es zu einer Hämatombildung kommen. Bei gleichzeitiger Einnahme von blutverdünnenden Medikamenten darf das Schröpfen nicht angewandt werden.

Cantharidenpflasterbehandlung

Bei der Cantharidenpflasterbehandlung kommt es zu einer Ausleitung über die Haut. Bei diesem Verfahren benutzt man den Extrakt eines giftigen Käfers (*Lytta vesicatoria*) als Wirkstoff.

Behandlung: Ein mit dem Extrakt bestrichenes Pflaster – das sogenannte Cantharidenpflaster – wird auf die Haut aufgelegt. Nach ca. 8 bis 24 Stunden bildet sich eine Blase, ähnlich einer Brandblase. Die in der Blase enthaltene Lymphflüssigkeit wird abpunktiert, dann wird die Blasenhaut entfernt, abschließend wird die Wunde mit einer sterilen Kompresse verbunden.

Die therapeutische Wirkung einer Cantharidenpflasterbehandlung beruht auf einer Anregung des lokalen Lymphflusses mit direktem Abtransport schmerzerzeugender Substanzen. Ferner kommt es zu einer lokalen Durchblutungssteigerung, zu einer Anregung des Stoffwechsels und zu einer Aktivierung von Immunzellen.

Die Hauptanwendungsbereiche sind vor allem schmerzhafte Gelenkbeschwerden, wie

- Kniearthrose
- Schulterschmerzen
- Arthrose der Hand- und Fingergelenke
- chronische Rückenschmerzen

Achtung: Durch die Hautreizung kann es zu einer Pigmentstörung der Haut kommen. Auch Wundinfektionen können auftreten. Nicht anwenden darf man ein Cantharidenpflaster bei chronischen Blasenbeschwerden, Nierenerkrankungen und bei Behandlung mit blutverdünnenden Medikamenten.

Baunscheidt-Therapie

Bei diesem Ausleitungsverfahren über die Haut wird mit einem speziellen Gerät, dem Baunscheidt-Apparat, die Haut leicht angeritzt. Auf die angeritzte Haut wird ein Baunscheidt-Öl aufgetragen. Durch dieses Öl kommt es zu einer Hautreizung mit Rötung und Bläschenbildung. Die therapeutische Wirkung ist ähnlich der Cantharidenpflasterbehandlung. Eingesetzt wird eine Baunscheidt-Behandlung bei chronischen Ischiasbeschwerden, rheumatischen Schmerzen und als Reflexzonentherapie.

Achtung: Die Baunscheid-Therapie zählt zu den stark eingreifenden Ausleitungsverfahren und sollte deshalb nicht als erste Methode angewendet werden.
Es kann außerdem zu einer lokalen Infektion und zur Narbenbildung kommen.

Autogenes Training

In den 1920er-Jahren entwickelte der Deutsche Johann Heinrich Schulz das autogene Training. Der Nervenarzt, der bei der Therapie seiner Patienten viel mit Hypnose arbeitete, kam auf die Idee, eine Art Selbsthypnose zu entwickeln. Der Patient sollte dadurch selbst in der Lage sein, seine körperliche und seelische Entspannung herbeizuführen. Daraus leitet sich auch der Name – autogenes Training – ab, denn das griechische Wort »autogen« bedeutet so viel wie »von sich selbst entstanden«. Der Grundgedanke des autogenen Trainings ist die Vorstellung, dass sich ein knapper, klar formulierter Gedanke als Gefühl im Körper ausbreitet.

Das autogene Training besteht aus zwei Stufen. Bei der Grundstufe werden kurze Sätze wie eine Formel eingeübt.

Grundformeln

- Ich bin ganz ruhig.
- Der rechte Arm wird ganz schwer.
- Der rechte Arm strömt warm.

Der Wortlaut kann sich dabei je nach Therapeut auch etwas verändern. Die Übungen werden anfangs von einem Trainer geleitet. Die Grundstufe umfasst 7 bis 8 Übungseinheiten von ca. 90 Minuten Dauer. Wichtig ist auch ein 2- bis 3-maliges tägliches Üben. Nur durch dieses regelmäßige Training erreicht man einen Zustand, den man »innere Versenkung« nennt. Am Anfang wird dieser Zustand der »Versenkung« durch das Denken an die Grundformeln willkürlich herbeigeführt. Dieses Training muss regelmäßig für mindestens 2 bis 3 Monate durchgeführt werden, nur so ist es möglich, dass sich dieses Gefühl sehr rasch einstellt. Die Zeitdauer des Versenkungszustandes kann aber jeder selbst bestimmen. Beherrscht man die Technik, ist es möglich, in einer sehr stressigen Situation innerhalb von 2 bis 3 Minuten durch die »Versenkung« eine tiefe Entspannung und Erholung zu erreichen.

Bei der nächsten Stufe des autogenen Trainings werden die Grundformeln durch kurze formelhafte Vorsätze ergänzt. Die Sätze können dabei eine allgemeine stabilisierende Bedeutung haben, z.B. »Ich bin wichtig«, »Ich erledige meine Arbeit sicher«, oder sie betreffen bestimmte körperliche Probleme. So ist es z.B. möglich, dass ein Neurodermitispatient seinen ständigen Juckreiz mit der Formel »Meine Haut ist glatt, ruhig und kühl« besänftigt.

Das autogene Training eignet sich somit neben der allgemeinen Selbstentspannung auch für eine ganze Anzahl anderer Beschwerden, wie

- Konzentrationsstörungen
- Schlafstörungen
- Bluthochdruck
- Magen- und Darmbeschwerden
- Kopfschmerzen
- Suchtprobleme, z. B. Rauchen, Gewicht

Das Entscheidende beim autogenen Training ist die Selbstdisziplin, denn nur durch konsequentes, regelmäßiges Trainieren stellen sich die therapeutischen Erfolge ein.

Autogenes Training ist eine anerkannte Therapiemethode und wird auch in vielen medizinischen Einrichtungen erfolgreich angewendet. Erlernen kann man das autogene Training in verschiedensten Einrichtungen – Volkshochschule, Bildungsstätten usw. Es wird immer von einem entsprechend ausgebildeten Trainer durchgeführt.

Autovakzine-Therapie

Die Autovakzine-Therapie (auch: Autovaccine-Therapie) ist eine Art »Impfung«, bei der der »Impfstoff« aus besonders aufbereiteten patienteneigenen Keimen hergestellt wird. Die Keime gewinnt man dabei ganz individuell aus Stuhl, Urin, Sputum, Rachensekret, Nasensekret, Vaginalabstrich oder Furunkelinhalt des Patienten – dort, wo eben die betroffene Krankheitsstelle liegt. Bei der Herstellung werden die Keime nach verschiedenen Verfahren inaktiviert oder aber auch in homöopathisch potenzierter Form verwendet.

Die Autovakzine können als Tropfen geschluckt oder nach einem speziellen Schema gespritzt werden. Dabei wird mit steigenden Erregerkonzentrationen gearbeitet, d.h. zuerst wird der Impfstoff in einer hohen Verdünnung verabreicht, dann wird diese schrittweise – je nach Reaktion des Patienten – verändert.

Beim zweiten Verfahren werden die Autovakzine in die Haut gespritzt. Dann wartet man ca. 24 Stunden ab und kontrolliert an der Injektionsstelle, ob eine kleine Rötung und Schwellung entsteht – diese Reaktion ist erwünscht.

Bei stärkerer Reaktion muss abgewartet werden, bevor eine erneute Injektion erfolgt. Die richtige Dosierung liegt immer knapp oberhalb der sogenannten Reizschwelle (kleine Rötung).

Die Wirkungsweise der Autovakzine-Therapie beruht auf einer Anregung des Immunsystems. Beim Schlucken eines Autovakzine-Präparats kommt es zu einem Umstimmungsreiz auf die Darmflora – siehe mikrobiologische Therapie (Seite 108).

Die Autovakzine-Therapie wird vor allem bei allen chronischen Infekten eingesetzt, wie

- Nebenhöhlenentzündung
- Bronchitis
- Harnwegsinfekten,

aber auch zur Umstimmungstherapie bei

- Allergien
- Neurodermitis
- Akne
- Schuppenflechte
- rheumatischen Erkrankungen

Achtung: Es kann zu allergischen Reaktionen kommen. Unerwünschte Hautreaktionen wie Hautausschläge, Rötung, Juckreiz können auftreten. Insgesamt kann die Autovakzine-Therapie aber als nebenwirkungsarm und gut verträglich bezeichnet werden.
Nicht anwenden darf man sie bei Tuberkulose, schweren Lebererkrankungen, Krebserkrankung.

Ayurveda

Das Wort Ayurveda ist die Bezeichnung für eine traditionelle indische Heilkunst. Es leitet sich aus zwei Sanskritwörtern ab und bedeutet so viel wie »das Wissen von der Langlebigkeit«.
Dieses Wissen ist uralt, etwa 1000 v. Chr. entstanden bereits die ersten schriftlichen Überlieferungen. In den vier großen Veden (Bücher der Weisheit) wurden Anleitungen zu Operationen und zur Verwendung von Heilpflanzen gegeben. Diese schriftlichen Zeugnisse gehen ihrerseits aber auf mündliche Überlieferungen zurück, die 5000 Jahre alt sind.
Das Ayurveda betrachtet ebenso wie andere fernöstliche Medizinsysteme den Mensch und den Kosmos als ein in sich zusammenhängendes und miteinander verbundenes System. In dieser naturphilosophischen Betrachtung geht man von der Existenz von fünf großen Elementen aus – Luft, Feuer, Erde, Wasser und Äther –, aus denen sich das ganze Universum zusammensetzt.
Die fünf Elemente verdichten sich im menschlichen Körper zu den drei Doshas. Diese drei **Doshas** (Vata, Pitta und Kapha genannt) steuern alle körperlichen, seelischen und geistigen Abläufe.

- **Vata** steht zu Luft / Äther in Beziehung und bedeutet Bewegung. Die Vata-Energie ist verantwortlich für die Bewegungsabläufe, sie steuert das Wachstum (auch das geistige).
- **Pitta** steht zu Feuer in Beziehung und steuert alle Stoffwechselvorgänge und den Wärmehaushalt im Körper.
- **Kapha** gehört zu Wasser / Erde. Die Kapha-Energie strukturiert und verbindet den Körper, reguliert den Flüssigkeitshaushalt und stärkt die Abwehr.

Befinden sich die drei Doshas in einem harmonischen Gleichgewicht, besteht Gesundheit, wobei der Charakter, die Konstitution eines Menschen von der individuellen Mischung dieser drei Doshas bestimmt wird. Viele Faktoren können die Doshas stören. Dazu zählen beispielsweise Ernährung, Lebensweise, Gefühle, Klima, Lebensalter.
Die ayurvedische Lehre, so wie sie auch heute in Indien gelehrt und praktiziert wird, versteht sich nicht nur als ein Therapiekonzept für Kranke, sondern betont ausdrücklich die vorbeugende Wirkung einer ayurvedischen Lebensweise. So sollte etwa ein Mensch mit einer Kapha-Konstitution dafür sorgen, dass er reichlich Bewegung hat und nicht zu viel Süßigkeiten isst. Befolgt er diese Regeln nicht, gerät das Gleichgewicht aus den Fugen, ein Krankheitsprozess entwickelt sich.
Nach ayurvedischer Betrachtungsweise sammeln sich bei jedem Krankheitsprozess im Körper Schlackenstoffe an. Die Behandlungsmethoden zielen nun darauf, diese Schlacken aus dem Körper wieder auszuleiten, um das Gleichgewicht der drei Doshas wiederherzustellen.

Behandlung: Am Anfang jeder ayurvedischen Behandlung steht immer eine sehr umfangreiche diagnostische Betrachtung. Mittels Pulsdiagnose, Zungendiagnose, Betrachtung des Harns, der Nägel, der Augen und eines genauen Befragens hinsichtlich der Ernährungs- und Lebensweise erstellt der ayurvedische Arzt eine sehr individuelle Diagnose.

Aus dieser ergibt sich dann ein entsprechendes ganzheitliches Behandlungskonzept.

Eine der bekanntesten Behandlungen, die sich auch zur allgemeinen Gesundheitsvorsorge eignet, ist die Pancha-Karma-Kur, wobei Pancha »fünf« und Karma »Reinigung« bedeutet: An fünf Tagen wird fünfmal auf gleiche Weise behandelt.

Eine klassisch durchgeführte Pancha-Karma-Kur ist sehr anstrengend und nicht ganz ungefährlich, es gibt allerdings eine milde, den westlichen Bedürfnissen angepasste Form: Durch eine besondere Ölmassage, die meistens von zwei Therapeuten gleichzeitig durchgeführt wird, werden Schlackenstoffe im Muskel- und Fettgewebe mobilisiert. Anschließend wird eine Schwitzkur mit Kräutern durchgeführt, dadurch soll über die Haut eine Entgiftung stattfinden. Eine weitere Reinigung erfolgt durch eine Anregung der Stuhlausscheidung mittels Kräutertrinkkuren oder durch Einläufe.

Der Anwendungsbereich ist recht groß, besonders geeignet ist Ayurveda für chronische Erkrankungen wie

- Arthrose
- Rheuma
- Herz-Kreislauf-Erkrankungen
- Allergien
- Hauterkrankungen

Ausbildung: Die Ausbildung zum Arzt für Ayurveda ist in Indien genau geregelt. Sie umfasst ein ca. fünfjähriges Studium und eine dreijährige praktische klinische Tätigkeit. In Deutschland gibt es mittlerweile eine Fortbildung zum Arzt für Ayurveda. Für diese Fortbildung gibt es genaue Ausbildungsvorschriften. Eine gewisse Gefahr besteht aber in dem Verlust von Authentizität, da das vermittelte Wissen meist auf westliche Lebensbedingungen übertragen wird.

B

Bach-Blütentherapie

Der Arzt Edward Bach (1886–1936) entwickelte dieses nach ihm benannte Heilverfahren. Der Waliser ging davon aus, dass eine seelische Gleichgewichtsstörung den Ausgangspunkt für eine körperliche Krankheit darstellt. Er beschrieb 38 disharmonische Seelenzustände der menschlichen Natur, zu denen beispielsweise Eifersucht, Ungeduld, Selbstzweifel, Hoffnungslosigkeit gehören. Diesen Seelenzuständen ordnete er Wildpflanzen zu, so wird beispielsweise dem Stechginster (*Gorse*) das Gefühl von Hoffnungslosigkeit, Resignation und Pessimismus zugeteilt.
Von den Pflanzen erntete nun Bach zunächst nur die Pflanzen nach einem genau festgelegten Ritual. Sie werden in ein besonderes Felsquellwasser gelegt und dann ins Sonnenlicht gestellt. Durch diesen Prozess sollen die positiven Schwingungsenergien der Blüten auf das Wasser übertragen werden.

In der Therapie erfolgt die Auswahl der Bach-Blüten nach einem intensiven Gespräch, das die seelische Situation des jeweiligen Menschen zutage fördern soll. Daneben werden auch andere, eher intuitive Vorgehensweisen, etwa Pendeln oder das Aussuchen von Blütenkarten, angewendet. Bei den Anwendungsgebieten unterscheidet man:

- seelische Gesundheitsvorsorge, hier werden die Blüten zur Stabilisierung und Harmonisierung eingesetzt, um beispielsweise Misstrauen, Selbstzweifel, Ängstlichkeit zu therapieren.
- Akutbehandlung bei psychischer Belastung, hervorgerufen etwa durch Probleme am Arbeitsplatz, in der Schule, Partnerschaftskonflikte.

Die Anhänger der Bach-Blütentherapie sehen sie als eine gute Ergänzung sowohl zur psychologischen Behandlung als auch zur Behandlung von körperlichen Beschwerden. Nebenwirkungen sind keine bekannt.

Eine verbindliche Ausbildungsvorschrift gibt es nicht. Eine gut strukturierte Ausbildung bietet das Bach-Blütenzentrum in Hamburg an. Die Kosten einer Behandlung werden von einigen deutschen Krankenkassen übernommen.

Tipp: Eine Besonderheit sind die Rescue-Tropfen (man sagt auch Notfall-Tropfen dazu). Sie bestehen aus einer feststehenden Mischung von fünf Blüten, die in jeder Schock- oder Schrecksituation eingesetzt werden können.

Balneotherapie

Unter Balneotherapie versteht man eine Heilanwendung, bei der Mineralwasser aus einer natürlichen Heilquelle, Heilgase oder Peloide (damit sind Moor, Schlamm oder Schlick gemeint) zur Behandlung genutzt werden. Diese Heilmittel werden auch als »ortsgebundene Heilmittel« bezeichnet. Die Anwendung erfolgt folgerichtig an dem Ort – Kurort –, an dem die Heilquelle zutage tritt.
Der Gedanke, die Kraft des Wassers zur Heilung zu nutzen, ist so alt wie die Menschheit selbst. Wahrscheinlich haben schon die Steinzeitjäger ihre Wunden in Quellen gereinigt. Die ersten schriftlichen Überlieferungen finden sich auf Tontafeln aus Babylonien, Syrien und Ägypten.

Berühmt und hoch geschätzt waren die Heilquellen in der Antike. Hippokrates (400 v. Chr.) gibt in seinen Schriften genaue Anweisung zum Gebrauch des Heilwassers. Die Römer entwickelten eine wahre Badekultur, was sich durch die ausgegrabenen Thermenanlagen eindrucksvoll belegen lässt. Mit dem Untergang des Römischen Reiches ging auch das Wissen über die Heilwirkung des Wassers ziemlich verloren. Die mittelalterlichen Badehäuser dienten eher dem Vergnügen als der Heilverwendung. Erst im 17. Jahrhundert wurden die Heilquellen in die medizinische Behandlung wieder aufgenommen. Es entstanden die ersten Kurorte.

Heute muss ein Kurort die Eigenschaften seiner Heilquelle durch genaueste chemische und physikalische Analysen laufend überprüfen lassen. Aus diesen Analysen ergeben sich dann die heilenden Eigenschaften und somit auch die jeweiligen Anwendungsbereiche. Die häufigsten Wirkstoffe in Heilwässern sind Eisen, Jod, Schwefel, Kohlendioxid und andere Mineralien.

Inhaltsstoffe

Calciumhaltige Wässer	bei Osteoporose
Hydrogencarbonat	bei Magen-Darm-Beschwerden
Schwefel	zur Anregung der Durchblutung, bei rheumatischen Beschwerden und Hauterkrankungen
Kohlendioxid	zur Anregung der Hautdurchblutung, Entlastung des Kreislaufes und des Herzens, geeignet für Bluthochdruck und beginnende Herzschwäche
Jod	zur Behandlung einer Schilddrüsenunterfunktion
Magnesiumreiche Wässer	bei Herzrhythmusstörungen
Sulfathaltige Wässer	bei Verstopfung

Die Anwendungen erfolgen kurmäßig, wobei bei einem mehrwöchigen Badeaufenthalt täglich 10 bis 30 Minuten gebadet werden sollte. Im Rahmen dieser Kur wirken neben den Bädern natürlich auch noch weitere Faktoren gesundheitsfördernd. Dazu zählen das Klima des jeweiligen Kurortes, die allgemeine Veränderung des sozialen Umfelds, Ernährung, Entspannung usw.

In der Balneotherapie gibt es noch andere Formen der Anwendung.

Trinkkur

Etwa zwei Liter von besonderen mineralhaltigen Heilwässern werden täglich über 2 bis 3 Wochen getrunken. Es gibt zahlreiche verschiedene Mineralwässer und damit auch die verschiedensten Indikationen.

Moorkur

Peloide (Moor, Schlamm, Schlick), in denen schmerzlindernde und hormonartige Wirkstoffe enthalten sind, werden zur Therapie eingesetzt. Moorkuren kommen vor allem bei rheumatischen und arthrotischen Schmerzen in den Gelenken und bei gewissen Frauenleiden zur Anwendung.

Radonbäderkur

Das zu den Heilgasen zählende Radon kann als Gas eingeatmet oder in Wasser gelöst als Radonbad angewendet werden. Bei dieser »Low-Dose-Therapie« wird das radioaktive Radon über die Lunge oder die Haut aufgenommen und nach ca. 1 Stunde wieder ausgeschieden. Radon wirkt schmerzlindernd und anregend auf die Nebenniere. Es wird bei rheumatischen Erkrankungen und zur allgemeinen Aktivierung benutzt. Die geringe radioaktive Strahlung gilt als ungefährlich. Allerdings sollten Frauen im gebärfähigen Alter keine Radonbäder durchführen.

Thalassokur

Bei einer Thalassokur nutzt man das salzhaltige Meerwasser, die Meeresluft, Sonne, Algen, Schlick und Sand zur Behandlung von Krankheiten. Besonders eignet sich eine Thalassokur bei chronischen Atemwegsinfekten, Infektanfälligkeit und Hauterkrankungen.

Achtung: Ohne vorherige ärztliche Behandlung sollte man sie nicht anwenden bei Schilddrüsenüberfunktion, Jodallergie, Bluthochdruck, Kreislaufschwäche, Krebserkrankungen und in der Schwangerschaft.

Biochemie nach Schüßler

Der Arzt Heinrich Schüßler (1821–1898) betrachtete Krankheiten als Folge eines Mineralstoffmangels. Um derartigen Defiziten auf die Spur zu kommen, untersuchte Schüßler die Asche Verstorbener und stellte fest, dass es einen Zusammenhang zwischen der Krankheit und einem Mangel von bestimmten mineralischen Salzen in der Asche gab. Dieses Fehlen von »Lebenssalzen« deutete Schüßler als Ursache der Krankheit, denn er war der Meinung, dass im Laufe eines Krankheitsprozesses die Zellen Mineralsalze verbrauchen, um die Krankheit abzuwehren. Werden diese nicht in ausreichender Menge zugeführt, ist die Krankheit nicht mehr aufzuhalten.

Den Krankheitsprozess gliederte Schüßler in drei Krankheitsstadien (Sol-, Gel-, und Durus-Stadium) und ordnete ihnen verschiedenste Symptombilder zu. Zu diesen Symptombildern gehören seiner Ansicht nach wiederum die jeweils geeigneten Mineralsalze. Ein Beispiel soll dies verdeutlichen:

Biochemie-Mittel Silicea

- Absonderungen scharf, übel riechend
- Augenlidzuckungen
- Eiterpickel
- Geräuschempfindlichkeit
- unreine Haut
- Kopfschmerzen im Hinterkopf
- leichtes Verschlucken
- kleine, leicht eiternde Verletzungen
- Zahnfleisch gegen Kälte empfindlich

B

Um die Wahl der Mittel zu erleichtern, entwickelte Schüßler eine Art Antlitzdiagnostik, wobei er schon anhand von wenigen markanten Gesichtszeichen auf das Mittel schloss.
Bei Silicea sind die Merkmale im Gesicht beispielsweise

- ein glänzender Nasenrücken oder glänzende Stirn
- eine tiefe Grube zwischen Oberlid und Stirn.

Schüßler hat 12 Funktionsmittel entwickelt, die zur Behandlung der meisten Krankheiten seiner Ansicht nach ausreichen. Eine Ergänzung und Verstärkung erhalten diese 12 »Hauptmittel« durch Regulations- oder Ergänzungsmittel. Diese Mittel kannte Schüßler selber noch nicht, sie wurden erst im Laufe der Zeit von seinen Nachfolgern ergänzt. Die Mittel werden als Tabletten in homöopathischer Zubereitung, als D6 oder D12 gegeben. Schüßler betonte allerdings stets, dass es sich bei seinem Heilverfahren nicht um eine Art Homöopathie, sondern um eine eigenständige Behandlungsmethode handle. Er begründete dies folgendermaßen: Bei der Biochemie werden dem Menschen die fehlenden Mineralstoffe auf der Funktionsmittelebene zugeführt, bei der Homöopathie werden die Mittel nach dem Ähnlichkeitsprinzip (»Ähnli-

ches kann durch Ähnliches geheilt werden«) ausgewählt. Schüßler, der selbst eine homöopathische Ausbildung besaß, legte auf diesen Unterschied großen Wert.
Wie lange eine Behandlung mit Schüßler-Salzen dauert, hängt von der Art der Erkrankung ab. Bei akuten Beschwerden ist eine kurze Behandlung mit höheren Dosen – bis zu 30 Tabletten pro Tag – nötig. Bei chronischen Beschwerden kann die Therapie monatelang durchgeführt werden. Die Dosierung ist dann niedriger, etwa 4 bis 6 Tabletten pro Tag. Die Behandlung mit Schüßler-Salzen ist völlig ohne Nebenwirkungen, lediglich bei Milchzuckerunverträglichkeit kann es zu Verdauungsproblemen kommen.

Bioelektrische Resonanztherapie (BRT)

Diese Therapie – alternative Bezeichnungen sind Mora-Therapie, biophysikalische Informationstherapie und Multiresonanztherapie – wurde in den 70er-Jahren des 20. Jahrhunderts durch den Arzt Franz Morell und seinen Schwiegersohn, den Elektroingenieur Erich Rasche, entwickelt. Die Grundidee ihrer Therapiemethode besteht in der Annahme, dass jede Körperzelle ein elektromagnetisches Schwingungsspektrum besitzt. Diese elektromagnetischen Schwingungen steuern als übergeordnete »Befehlsgabe« alle biochemischen Vorgänge im menschlichen Körper.
Kommt es nun zu einer Störung dieser Schwingung, z. B. durch Umwelttoxine, Infektionen durch Viren und Bakterien, Verletzungen, wird

das gesunde harmonische Gleichgewicht gestört. Die Folge davon sind disharmonische Schwingungsmuster. Ist ein Mensch längere Zeit diesen Schwingungen ausgesetzt, kommt es zur Krankheit.

Morell und Rasche entwickelten ein Gerät, um die gesunde Schwingung und die krank machende Schwingung ableiten zu können. Dazu werden mithilfe von Elektroden zuerst die »patienteneigenen Schwingungen« in das Gerät geleitet. In dem Gerät werden die Schwingungen dann so bearbeitet, dass es zu einer spiegelbildlichen Umkehr kommt. Diese »spiegelbildlichen Therapieschwingungen« werden nun wieder über die Elektrode an den Körper zurückgeleitet.

Morell geht davon aus, dass diese Therapieschwingung krank machende Schwingungsmuster im Körper »auslöscht« und somit der Körper wieder gesund wird. Die in der Bioresonanztherapie eingesetzten Geräte arbeiten aber nicht nur mit »patienteneigenen Schwingungen«, sondern es können auch sogenannte externe Schwingungen zur Therapie eingesetzt werden. Benutzt werden z. B. Schwingungen von homöopathischen Mitteln, Edelsteinen, Farben usw.

Das Anwendungsspektrum der BRT ist relativ groß. Besonders gern wird es eingesetzt für

- Allergien aller Art
- chronische Schmerzzustände
- Infektanfälligkeit
- unklare Erschöpfungszustände
- Hauterkrankungen
- Neurodermitis
- Magen-Darm-Erkrankungen
- Rheuma

Die Behandlung ist sehr schonend und völlig schmerzfrei. Sie kann deshalb auch schon bei Kindern angewendet werden. Nebenwirkungen und Kontraindikationen sind keine bekannt.

Eine vorgeschriebene Ausbildung gibt es nicht. In der Regel bieten die Hersteller der Geräte entsprechende Kurse an.
In der Bioresonanztherapie gibt es mittlerweile verschiedene Gerätehersteller. Alle Geräte arbeiten aber auf der von Morell entwickelten Grundidee der elektromagnetischen Schwingungsmuster. Der Unterschied der einzelnen Geräte beruht meistens auf einer anderen Verarbeitung der Schwingungen im Therapiegerät. Es gibt folgende Therapiegeräte-Verfahren:

- Mora-Therapie
- Bicom-Therapie
- Vegatest-Therapie
- Lykotronic-Therapie
- Vitalfeld-Therapie

Bioenergetische Diagnostik

Die bioenergetische Diagnostik ist als Überbegriff für verschiedene Diagnoseverfahren zu verstehen, die sich alle auf den gleichen Grundgedanken zurückführen lassen. Dieser geht davon aus, dass ein Körper nicht nur aus Materie – also aus Zellen, Molekülen, Atomen – besteht, sondern dass die Materie sich auch in einem besonderen Energie- und Schwingungszustand befindet. Jede Zelle hat dabei ihr eigenes spezifisches elektromagnetisches Schwingungsmuster. Zusätzlich ist in jeder Zelle die genetische Information des gesamten Menschen gespeichert. Es ist also möglich, aus einzelnen Messbereichen, z.B. Haut, Muskeln,

Blut, eine umfassende energetische Information über den ganzen Menschen zu erhalten. Besteht z. B. aufgrund einer Belastung der Leber mit Schadstoffen eine veränderte elektromagnetische Schwingung in der Leberzelle, kann diese über die Haut, Muskeln oder Blut gemessen werden.

Eine veränderte Schwingung tritt nach diesem Diagnoseverfahren bereits sehr früh auf. Das bedeutet, dass beispielsweise eine Leberbelastung in den klassischen Laborwerten noch nicht messbar ist, aber mittels einer bioenergetischen Diagnostik im Frühstadium erfasst werden kann. In diesem frühzeitigen Erkennen von Funktionsstörungen besteht laut ihren Vertretern der große Vorteil dieser Methode, denn auch bei unklaren, diffusen Beschwerdebildern lassen sich mit der Bioenergetischen Diagnostik die Ursachen und die damit einhergehenden Organbelastungen herausfinden.

Der Einsatzbereich der bioenergetischen Diagnostik ist recht umfassend. Besonders gern wird sie eingesetzt bei

- unklaren Schwächezuständen
- Infektanfälligkeit
- ständigen Muskel- und Gelenkbeschwerden
- chronischen Hauterkrankungen
- Kopfschmerzen, Migräne
- Allergien
- Verdacht auf Schadstoffbelastungen
- Verdauungsbeschwerden

Im folgenden Abschnitt werden die einzelnen bioenergetischen Diagnoseverfahren kurz dargestellt:

Decoder-Dermografie

Hier werden die elektromagnetischen Schwingungen mittels eines Messgerätes als eine Art Diagramm aufgezeichnet. Dabei geben die einzelnen Ausschläge auf dem Papier Informationen über eine bestimmte Körper- oder Organzone sowie Aufschluss über deren jeweilige Belastung. Bei der Messung hat der Patient an Händen, Füßen und an der Stirn eine Messelektrode.

Elektroakupunktur nach Voll (EAV)

Der deutsche Arzt Reinhold Voll entwickelte in den 1950er-Jahren diese Messmethode. Hierzu benutzte er anfangs die bekannten Akupunkturpunkte als Messstellen. Voll entdeckte im Laufe seiner Untersuchungen noch zahlreiche weitere Messpunkte, insgesamt ca. 300.

Bei der Messung hält der Patient eine Messelektrode in der Hand, während der Therapeut mit einem Messgerät in Form eines Kugelschreibers die Punkte berührt. Für eine Grund- oder Übersichtsmessung werden ca. 100 Punkte, die an Händen, Füßen und Kopf liegen, benützt.

Schwerpunktmäßig wird EAV eingesetzt zur:

- Auffindung von Allergien und Schadstoffen
- Auffindung des geeigneten Medikaments für den Patienten

Ein weiterer wesentlicher Bestandteil einer EAV-Testung ist der Resonanz- oder Medikamententest. Nach der Grundtestung, die Informationen über den Beschwerdezustand des Patienten liefert, wird als nächster Schritt die therapeutische Vorgehensweise ausgetestet. Fällt beispielsweise beim Testen ein Leber-Messpunkt als »schwach« auf, stellt der Therapeut verschiedenste Medikamente, meistens in homöopathischer Zubereitung, in einen Messbehälter. Ändert sich dabei der Messpunkt zum Positiven, ist das für den Patienten passende Medikament gefunden, das er dann einnehmen muss. In der Regel wird einer EAV-Testung eine große Anzahl verschiedenster Medikamente herausgefunden, die gelegentlich auch gespritzt werden müssen.

B

Bioelektronische Funktions- und Regulationsdiagnostik (BFD)

Die EAV nach Voll bildet die Grundlage für die BFD, im Grunde genommen ist sie deren Vereinfachung. Zu diesem Zweck legte der Zahnarzt Heinz Pflaum 58 Terminalpunkte aus den ehemals 300 Punkten fest. Diese werden mit einer Messelektrode nacheinander auf ihren Spannungszustand abgefragt. Sowohl die Interpretation der Messergebnisse als auch der Medikamententest unterscheiden sich dabei kaum von der EAV.

Vegatest

Auch der Vegatest nach H. W. Schimmel kann als eine Modifikation der EAV angesehen werden, wobei das Verfahren der Testung vereinfacht und automatisiert wurde: Der Patient bekommt an drei Messpunkten – meistens am Kopf, an den Händen und an den Füßen – Messelektroden angelegt. Dann werden automatisch von einem Messgerät nach einem festgelegten Schema die Schadstoffbelastungen, Mangelzustände und Störungen des Körpers abgefragt. Die jeweils geeigneten Medikamente für die Behandlung werden sofort zugeordnet.

Eine Erweiterung des Vegatests gegenüber der EAV ist die Möglichkeit, das Messgerät auch als Therapiegerät einzusetzen. Siehe dazu auch Bioelektrische Resonanztherapie (Seite 48).

Biofeedback

Viele Funktionen im Körper laufen für uns nicht wahrnehmbar, sondern quasi automatisch ab. Diese Funktionen, wie etwa Puls, Blutdruck, werden vom Menschen nicht nur nicht wahrgenommen, sie können von uns in der Regel auch nicht bewusst beeinflusst werden.
Beim Biofeedback (was etwa »Biorückmeldung« bedeutet) versucht man nun, diese nicht wahrnehmbaren Funktionen mittels eines Messverfahrens und – damit verbunden – durch eine Rückmeldung zu erfassen und somit der bewussten Wahrnehmung zugänglich zu machen.

Behandlung: Biofeedback entwickelte sich aus dem autogenen Training, bei dem ebenfalls versucht wird, auf unbewusste Funktionen Einfluss zu nehmen. Wird beim autogenen Training mit dem Satz »Mein linker Arm wird warm und schwer« die Durchblutung und der Muskeltonus beeinflusst, so wird nun im Rahmen der Biofeedback-Methode diese zunehmende Durchblutung und damit zunehmende Wärme durch ein Messgerät dem Übenden ständig rückgemeldet. Bedingt durch diese Wahrnehmung kann dann der Patient die Übung rascher erlernen und die Körperprozesse besser steuern, die bei der Aufrechterhaltung von psychischen, psychosomatischen und körperlichen Leiden von Bedeutung sind.
Diese Rückmeldung – Biofeedback – erfolgt für den Übenden durch ein Geräusch (etwa einen Piepton), durch ein optisches Signal (Aufleuchten eines Lämpchens) oder visuell über den Computerbildschirm. Er hat somit eine ständige Selbstkontrolle über den Übungsablauf.
Durch die Rückmeldung und die damit verbundene Kontrolle kann der Patient seinen Übungsablauf ständig den jeweiligen Erfordernissen anpassen und nach einigen Übungseinheiten schließlich verschiedenste Körperfunktionen willentlich beeinflussen.

Folgende Körperfunktionen sind über Biofeedback zu erreichen:

- Puls / Blutdruck
- Muskelspannung
- Durchblutung / Spannung in Blutgefäßen
- Atmung
- Gehirnaktivität

Die verschiedenen Anwendungsbereiche leiten sich aus den aufgeführten Körperfunktionen ab:

- Herzrhythmusstörungen, Bluthochdruck
- Schmerzen in Muskeln / Spannungskopfschmerzen / Blasenschwäche
- Migräne, Durchblutungsstörungen (kalte Hände, Füße)
- Asthma
- Konzentrationsstörungen, Schulschwierigkeiten, Lernstörungen
- psychosomatische Beschwerden, wie z. B. Herzdruck, Schlafstörungen, Magenbeschwerden

Bei einer Biofeedbackbehandlung sind keinerlei Nebenwirkungen zu befürchten.

Biofeedback ist eine anerkannte Behandlungsmethode und wird in Praxen und Kliniken bei einer entsprechenden Indikation angewendet. Häufig übernehmen auch die Krankenkassen die Kosten.

C Chelat-Therapie

Die Chelat-Therapie wurde anfänglich zur Behandlung von Vergiftungen durch Schwermetalle eingesetzt. Dabei werden beispielsweise Blei, Cadmium, Quecksilber und auch andere Metalle und Mineralien wie z. B. Eisen, Zink, Mangan, Magnesium und Calcium durch die besondere biochemische Struktur von sogenannten Chelatbildern gebunden.
Die Anwender behaupten außerdem, dass durch die Therapie das Calcium in den Kalkablagerungen der Blutgefäße gebunden werden kann und die Blutgefäße dadurch wieder »entkalkt« sowie weit und geschmeidig werden. Eine Therapie zur Behandlung von Arteriosklerose ist ihrer Ansicht nach möglich.
In den USA wurde die Chelat-Therapie zuerst populär, ab Anfang der 1980er-Jahre wurde sie dann auch in Europa häufiger von Ärzten und Heilpraktikern eingesetzt.

Bei der Chelat-Therapie wird der Wirkstoff EDTA (Äthylendiamintetraessigsäure) als intravenöse Infusion gegeben. Ein Behandlungszyklus umfasst ca. 20 bis 30 Infusionen. Die Infusionen werden 2-mal pro Woche gegeben. Eine Infusionszeit von ca. 3 bis 4 Stunden muss dabei unbedingt beachtet werden.

Der Anwendungsbereich für eine Chelat-Therapie umfasst alle Formen von Durchblutungsstörungen, wie

- Verengung der Herzkranzgefäße
- Verkalkung der Gehirngefäße (zerebrale Sklerose)
- Durchblutungsstörungen der Beine

Achtung: Die Chelat-Therapie ist ein risikoreiches Verfahren. Verschiedenste Nebenwirkungen wurden beschrieben, wie etwa Nierenschäden, Blutbildungsstörungen, Verlust von lebensnotwendigen Mineralien. Von der Schulmedizin wird die alternativmedizinische Schwermetallausleitung überwiegend abgelehnt. Die Kosten werden von den gesetzlichen Krankenkassen nicht übernommen.

Chiropraktik / Chirotherapie / Manuelle Therapie

Chiropraktik

Die Chiroprakik ist eine biomechanische Behandlungsmethode, die das Ziel hat, die normale Beweglichkeit der Gelenke wiederherzustellen. Ihr Name leitet sich aus den griechischen Wörtern *cheiro* = Hand und *praxis* = tätig ab. Dies bedeutet also so viel wie »mit der Hand tätig werden«.

Diese Behandlung mit den Händen war bereits Hippokrates, dem Vater der Medizin, bekannt. Er beschreibt verschiedene Griffe zur Behandlung der Gelenke und der Wirbelsäule. Die Chiropraktik, wie sie heute beschrieben wird, wurde von dem Amerikaner David Palmer (1845–1913) entwickelt. Palmer ging davon aus, dass viele Krankheiten und Schmerzen durch einen verschobenen Wirbel hervorgerufen werden.

Wird nun der entsprechende Wirbel mit einer speziellen Handgrifftechnik wieder »eingerenkt«, verschwinden die Beschwerden.
Heute weiß man, dass der Wirbel nicht verrenkt ist, sondern sich in einer sogenannten Fehlstellung befindet. Diese ist folgendermaßen zu erklären: Jedes Gelenk besitzt ein physiologisches Gelenkspiel, d.h. es kann sich in einem gewissen Bereich ganz natürlich bewegen. Kommt es in diesem Bereich zu einer Blockierung, spricht man von Fehlstellung.
Durch diese Fehlstellung entwickelt sich eine vermehrte Spannung der Gelenkkapsel und der Bänder. Dadurch wiederum werden Nerven irritiert, die Folge sind Schmerzen, verspannte und verhärtete Muskeln. Das Gelenkspiel wird als Folge deutlich vermindert, die Beweglichkeit eines Gelenks ist auffällig und vor allem schmerzhaft eingeschränkt.

Die Behandlung einer Fehlstellung erfolgt ausschließlich mit den Händen. Vor jeder chiropraktischen Behandlung erfolgt eine genaueste Untersuchung und Befragung. Dabei wird abgeklärt, was den Schmerz eventuell ausgelöst hat, etwa ein langes Bücken oder ein schweres Heben. Dann wird geklärt, wie der Schmerz sich bei Ruhe und Bewegung verhält. Anschließend erfolgt eine Bewegungsprüfung.
Ist der betroffene Wirbel genau lokalisiert, wird durch eine blitzschnelle Schiebe- oder Drückbewegung mit den Händen die Fehlstellung korrigiert. Häufig ist dabei ein deutlich hörbares Knacken zu vernehmen. Dieses Knacken ist absolut harmlos und bedeutet keinesfalls eine Schädigung des Gelenks. Die Behandlung durch einen erfahrenen Chiropraktiker ist völlig schmerzfrei und absolut gefahrlos. Die Kritik an der Chiropraktik, dass sie die Gelenke »ausleiert«, beruht auf Unkenntnis. Bei exakter Durchführung kann es zu keiner Schädigung kommen.

Die Anwendungsgebiete für die Chiropraktik betreffen unter anderem folgende Bereiche:

- Schmerzen der Hals-, Brust- und Lendenwirbelsäule
- Muskelverhärtungen
- Kopfschmerzen, Migräne
- Schwindel, Ohrgeräusche
- Herzdruck
- Unterbauchbeschwerden

Nicht geeignet ist die Chiropraktik bei Krebsleiden, akuten Bandscheibenvorfällen und Knochenerkrankungen, die durch eine Entzündung verursacht sind.

In Amerika gibt es eine fünfjährige Ausbildung zum Doktor für Chiropraktik (DC). In Deutschland wird an verschiedenen Instituten oder Heilpraktikerschulen eine Ausbildung zum Chiropraktiker durchgeführt. Eine genau vorgeschriebene Ausbildung gibt es aber nicht.

Chirotherapie

Die Chirotherapie ist in ihrem Vorgehen beim Untersuchen und Behandeln weitgehendst identisch der Chiropraktik. Der Unterschied besteht darin, dass die Chirotherapie nur von Ärzten ausgeübt werden darf. Die Ärzte müssen dazu eine genau vorgeschriebene praktische und theoretische Ausbildung mit Prüfung absolvieren. Bei erfolgreich abgeschlossener Ausbildung darf der Arzt die Zusatzbezeichnung Chirotherapie führen. Die Chirotherapie ist von den Krankenkassen anerkannt und kann von den Ärzten aberechnet werden.

Manuelle Therapie

Die manuelle Therapie geht ebenso wie die Chiropraktik und die Chirotherapie von einem blockierten Gelenkspiel aus. In der Behandlung arbeitet sie aber nicht mit einem manipulierenden Impuls, sondern nur mit einer sogenannten mobilisierenden Technik. Dabei wird mit einer weichen kontinuierlichen oder auch rhythmischen Zug-Druck- oder Drehbewegung gearbeitet. Die manuelle Therapie wird überwiegend von dazu entsprechend ausgebildeten Physiotherapeuten durchgeführt. Die manuelle Therapie kann vom Arzt auf Kosten der jeweiligen Krankenkasse verordnet werden.

Colon-Hydro-Therapie

Die Colon-Hydro-Therapie ist eine moderne Darmreinigungsmethode, deren Ursprünge – früher noch mittels einfacher Einläufe – bis ins alte Ägypten zurückreichen. Auch die römische Heilkunde und die Ärzte des Mittelalters verwendeten Darmeinläufe zur Reinigung des Körpers. Die Colon-Hydro-Therapie, wie sie hier beschrieben wird, kommt aus den USA. Dort wird sie schon seit längerer Zeit angewendet, in Europa ist dieses Verfahren noch relativ neu.
Der Wirkungsweise einer Darmspülung liegt der Gedanke zugrunde, dass sich im Darm Schadstoffe ablagern können. Diese führen auf Dauer zu einer langsamen Vergiftung des Körpers. Die Beschwerden, die dabei auftreten können, wie etwa Blähungen, Verstopfung, Durchfall, bleiben aber nicht auf den Darm beschränkt, sondern können auch zu verschiedensten allgemeinen Krankheiten führen. So können Störungen des Immunsystems, Erschöpfung, Hauterkrankungen, Migräne usw. auftreten.

Die Behandlung, d.h. die Darmspülung, erfolgt mittels eines Gerätes, wobei der Patient seitlich auf einer Liege liegt. In den Enddarm wird ein ca. 6 bis 10 Zentimeter langes Kunststoffröhrchen mit zwei Schläuchen eingeführt. Über den einen Schlauch wird lauwarmes Wasser in den Darm geleitet, gleichzeitig wird der gelöste Darminhalt durch den zweiten Schlauch wieder abgesaugt. Während der Spülung wird der Bauch leicht massiert. Die ganze Behandlung dauert ca. 30 bis 40 Minuten.

Laut ihrer Verfechter eignet sich eine Colon-Hydro-Therapie bei:

- Bauchbeschwerden, wie z. B. Blähungen, Völlegefühl, Verstopfung
- Hauterkrankungen
- Infektanfälligkeit
- Allergien
- diffuser Müdigkeit und Erschöpfung

Achtung: Bei richtiger Durchführung sind keine Nebenwirkungen zu befürchten, allerdings kann eine Darmspülung den Kreislauf belasten. Eine Kontraindikation besteht für chronische Darmentzündungen, schwere Herz- und Nierenerkrankungen und eine bestehende Schwangerschaft. Bei falscher Anwendung kann die Darmwand verletzt werden, was zu Bauchkrämpfen und Darmblutungen führen kann.

Cranio-Sacral-Therapie

Dieses Therapieverfahren wurde in seinen Anfängen von dem amerikanischen Osteopathen William G. Sutherland (1873–1954) entwickelt. Entscheidend geprägt hat diese Therapiemethode aber der amerikanische Osteopath und Chirurg John E. Upledger.

Er bemerkte Anfang 1970 bei einer Operation im Bereich des Rückenmarks eine pulsierende Aktivität der darin enthaltenen Flüssigkeit – ein Phänomen, das vorher noch niemand beschrieben hatte. Mehrere Jahre lang erforschte und beobachtete Upledger zusammen mit einem Neurochirurgen dieses Phänomen. Schließlich stellte er die These auf, dass sich der knöcherne Schädel (Cranium) rhythmisch bewegt. Dieser Bewegungsrhythmus, in dem der Schädel sich ca. 8- bis 14-mal pro Minute ausdehnt und wieder zusammenzieht, wird durch den Liquor (Hirn- und Rückenmarksflüssigkeit) verursacht.

Upledger bezeichnet diesen Rhythmus als cranio-sacralen Rhythmus oder auch als »Atem des Lebens«. Dieser Rhythmus läuft automatisch ab, vergleichbar etwa dem Atemrhythmus der Lunge. Um die Therapie zu verstehen, muss dieses rhythmische System erklärt werden: Der Liquor, die Pumpflüssigkeit, befindet sich in einer Art Schlauch, den Hirn-Rückenmarks-Häuten. Diese Häute befinden sich im Inneren des Schädels und der gesamten Wirbelsäule bis zum Steißbein (Sacrum). Sie umhüllen das Gehirn und das Rückenmark. Damit ist gewissermaßen das zentrale Nervensystem Gehirn-Rückenmark eingebettet in Flüssigkeit, dem Liquor.

Kommt es nun zu einer Störung oder einem Ungleichgewicht im cranio-sacralen Rhythmus, entsteht eine Fehlspannung in den Gehirnhäuten. Es kommt zu einer Störung des Nervensystems, das das zentrale Steuerungssystems im Körper darstellt, und damit folglich zu weitreichenden gesundheitlichen Problemen.

Ein erfahrener Therapeut kann diese Fehlspannung ertasten und dann entsprechend therapieren. Die Lösungstechniken dieser Fehlspannungen sind sehr feine Korrekturen am Schädel (*Cranium*) oder Steißbein (*Sacrum*). Daher der Name Cranio-Sacral-Therapie.

Die Anwendungsbereiche der Cranio-Sacral-Therapie werden aufgrund der Beziehung zum zentralen Nervensystems von den Therapeuten als sehr weitreichend angegeben.

- Schmerzen im Wirbelsäulenbereich
- Nervenschmerzen im Gesicht
- Schwindel
- Bluthochdruck
- Hormonstörungen
- Angst und depressive Zustände
- Kopfschmerzen / Migräne

Die Cranio-Sacral-Therapie kann in Instituten, z. B. dem Upledger-Institut Deutschland, erlernt werden. Die Ausbildung kann nur von Personen mit medizinischem Grundwissen wie Heilpraktikern, Physiotherapeuten und Ärzten absolviert werden. Wissenschaftlich gilt die Methode allerdings nicht als abgesichert.

Hinweis: Nicht anwenden nach Schädelverletzungen und Blutungen im Gehirn.

D

Dorn-Therapie

Diese noch neue Behandlungsmethode wurde erst um das Jahr 1975 von dem Allgäuer Sägewerksbesitzer Dieter Dorn entwickelt. Dorn hatte beobachtet, dass bei Rückenschmerzen häufig eine Fehlstellung des Beckens vorhanden ist. Von daher bestand der erste Schritt seiner Behandlung in einer Kontrolle der Hüfte und des Beckens.
Zur Fehlstellung des Beckens bzw. einem Beckenschiefstand kommt es seiner Ansicht nach durch eine Beinlängendifferenz, was aber nicht

heißt, dass die Beine unterschiedlich lang sind, vielmehr soll nur die Position des Beines im Hüftkopf nicht stimmen.

Mit einer speziellen Bewegungsbehandlung wird diese Fehlstellung korrigiert. Anschließend wird die Wirbelsäule von unten nach oben genauestens untersucht. Dabei wird die Stellung jedes einzelnen Wirbels abgetastet. Stimmt die Position nicht, wird der Wirbel mit kräftigem Druck in die richtige Lage massiert. Wichtig ist dabei, dass der Patient im Stehen oder Sitzen gleichzeitig mit einem Bein oder Arm hin und her pendelt. Bei der Lendenwirbelsäule pendelt ein Bein – im Stehen –; bei der Brustwirbelsäule pendelt ein Arm – im Sitzen. Wird die Halswirbelsäule behandelt, wird der Kopf sachte seitlich bewegt. Die Dorn-Therapie wird angewendet bei

- Rückenschmerzen
- Kopfschmerzen
- Migräne
- Tinnitus
- Schlafstörungen
- Depressionen

Nebenwirkungen, außer vielleicht ein leichter »Muskelkater«, sind nicht zu erwarten. Die Dorn-Therapie kann in von Dieter Dorn anerkannten Instituten erlernt werden.

Achtung: Nicht anwenden bei entzündlichen Erkrankungen der Wirbelsäule und bei ausgeprägter Osteoporose.

Dunkelfeld-Vitalblut-Test

Die Dunkelfeld-Diagnostik wurde in ihren Ursprüngen von dem deutschen Arzt Günther Enderlein (1872–1948) entwickelt. Enderlein benutzte die Dunkelfeld-Diagnostik zur Darstellung von Mikroorganismen im Blut. Der Dunkelfeld-Vitalblut-Test ist eine Weiterentwicklung seiner Arbeit.
Bei dieser Methode handelt es sich um eine spezielle alternative Blutbetrachtung. Im Gegensatz zur üblichen Blutlaboruntersuchung, bei der die Blutbestandteile wie etwa rote Blutkörperchen, weiße Blutkörperchen usw. im Blut mengenmäßig untersucht werden, beurteilt man in der Dunkelfeld-Mikroskopie die Funktionsfähigkeit und die Qualität der Blutzellen. Ebenso wird das »Lebensumfeld« oder auch »innere Milieu« begutachtet.

Für die Untersuchung wird ein Tropfen Blut benötigt. Dazu wird die Fingerkuppe oder das Ohrläppchen mit einer kleinen Lanzette angestochen. Der Blutstropfen – Nativblut – wird dann sofort auf einen Objektträger übertragen, mit einem Deckgläschen abgedeckt und dann unter das Mikroskop gelegt. Das Mikroskop ist mit einer besonderen Beleuchtungstechnik ausgestattet. Der Blutstropfen wird dann mit 1200-facher Vergrößerung untersucht. Mittels einer speziellen Videokamera können die Bilder des Blutstropfens dann auf einen Monitor übertragen werden.
Die Beurteilung eines Dunkelfeld-Vitalblutbildes erfordert viel Erfahrung. Bei entsprechender Kenntnis können laut ihrer Verfechter umfangreiche Aussagen getroffen werden. Sowohl der körperliche Gesamtzustand, wie z. B. die Aktivität des Immunsystems, der Säure-Basen-Haushalt, als auch Belastungen von Leber, Niere, Darm, die Durchblutungssituation, Infekte und Allergien können abgelesen werden. Zudem lassen sich auch bereits Erkrankungen im Vorstadium feststellen. So wird von vielen

Therapeuten die Dunkelfeld-Vitalblutuntersuchung auch in der Krebsvorsorge eingesetzt.
Eine weitere Möglichkeit besteht in der Beurteilung der Wirksamkeit einer Therapie. Bei dem Therapietest wird der Blutprobe ein Medikament hinzugefügt. Anhand der jeweiligen Reaktion lässt sich ein Rückschluss auf die Wirkung des Medikaments ableiten.

Für das Erlernen der Dunkelfeld-Vitalblutuntersuchung gibt es keine vorgeschriebene Ausbildung. Von verschiedenen Instituten oder Heilpraktikerschulen werden Kurse angeboten.

E

Edelsteintherapie

Dioskurides, einer der bedeutendsten Heilkundigen der Antike, beschreibt in einem seiner Bücher die Bedeutung der Edelsteine als Heilmittel. Der römische Gelehrte Plinius lobt ebenfalls deren heilenden Eigenschaften, und auch die Äbtissin Hildegard von Bingen erwähnt in einigen ihrer Bücher die Heilkraft der Steine.
Diese Überlieferungen bezeugen die uralte Tradition der Verwendung der Edelsteine zu Heilzwecken, und zwar nicht nur im europäischen Raum, sondern auch in China, im Alten Ägypten und bei den nordamerikanischen Indianern.
Heute erlebt die Edelsteintherapie eine regelrechte Renaissance. Es gibt zahlreiche neu erschienene Bücher über die Edelsteintherapie, in jeder größeren Stadt findet man Geschäfte, die Edelsteine zur Heilverwendung anbieten.

Über die Wirkungsweise der Edelsteintherapie liegen keine wissenschaftlichen Untersuchungen vor. Ihre Verfechter gehen aber davon aus, dass die Edelsteine in ihrer kristallinen Form Schwingungsinformationen gespeichert haben. Da jeder Gegenstand, jeder Körper, jede Zelle ein spezifisches Schwingungsmuster hat, soll die Möglichkeit eines energetischen Austausches bestehen.
Die Fähigkeit von Edelsteinen, Energie aufzunehmen und umzuwandeln, soll bei negativen energetischen Strahlungen, wie z. B. Elektrosmog, Erdstrahlenstörfeldern, ausgenutzt werden. Zusätzlich sollen die negativen Wirkungen dieser Strahlungen, wie z. B. Unruhe, Nervosität, Erschöpfung, abgemildert werden. Edelsteine sollen aber auch Energie abgeben können. Diese positive Eigenschwingung der Edelsteine will man zur Aktivierung der Selbstheilungskräfte des menschlichen Körpers nutzen.

Edelsteine können laut den Vertretern dieser Therapieform in verschiedener Art und Weise eingesetzt werden. Eine Möglichkeit ist das Auflegen der Steine, dazu werden entsprechend ausgewählte Steine auf eine Körperstelle aufgelegt oder aber als Amulett getragen.
Hierfür einige Beispiele:

- **Bernstein:** Halsbeschwerden, Zahnungsprobleme der Kinder
- **Rosenquarz:** Durchblutungsstörungen
- **Fluorit:** Konzentrationsstörungen

Eine weitere Möglichkeit der Behandlung ist die Einnahme von Edelstein-Essenzen, die nach einem speziellen Verfahren hergestellt werden. Zur Therapie nimmt man 2- bis 4-mal täglich 7 Tropfen über einige Zeit ein. Im Rahmen der Edelstein-Massage werden bestimmte Körperbereiche mit glatt geschliffenen Edelsteinen behandelt. Diese Anwen-

dung kann durch die Wahl des Steines sowohl eine energieaufbauende als auch eine entspannende Wirkung haben. Edelsteine können auch zur Harmonisierung in Wohn- oder Büroräume gestellt werden.
Die Edelsteintherapie ist völlig harmlos. Sie kann bei den verschiedensten körperlichen und seelischen Beschwerden eingesetzt werde.

Hinweis: Edelsteine in pulverisierter Form sollten nicht eingenommen werden. Manche Steine können giftig sein!

Eigenblut- und Eigenurintherapie

Eigenbluttherapie

Die Anfänge der Eigenblutbehandlung lassen sich bereits in antiken Kulturen nachweisen. Damals wurde das Blut aber wahrscheinlich eher zu kultischen oder religiösen Handlungen benutzt.
Die Eigenbluttherapie kann als ein Reiz- oder Umstimmungsverfahren bezeichnet werden. Ende des 19., Anfang des 20. Jahrhunderts war diese Therapieform relativ weit verbreitet. Dass es sich dabei um eine Reiztherapie handelt, belegen die Beobachtungen des deutschen Chirurgen August Bier (1861–1949). Er stellte fest, dass sich eine Knochenbruchstelle schneller festigte, wenn es im Bereich der Bruchstelle einen Bluterguss gab. Durch diesen lokalen Bluterguss kam es zu einer lokalen Entzündungsreaktion, was wiederum zu einer rascheren Heilung führte. Zahlreiche Untersuchungen konnten diesen Effekt bestätigen.

Auch die heutige medizinische Vorstellung über die Wirkungsweise der Eigenbluttherapie geht von einer Entzündung aus. Es kommt dadurch zu einem leichten Anstieg der weißen Blutkörperchen (Leukozytose) sowie einer leichten Erhöhung der Körpertemperatur und in der Folge zu einer Aktivierung von Immunreaktionen. Aus dieser Stimulierung der körpereigenen Abwehrvorgänge ergeben sich auch die wichtigsten Anwendungsbereiche:

- chronische Infekte
- Infektanfälligkeit
- chronische Müdigkeit
- Allergien
- Hauterkrankungen, wie Akne, Furunkulose
- Durchblutungsstörungen
- schlecht heilende Wunden

Die Durchführung einer Eigenblutbehandlung läuft nach einem bestimmten Schema ab: Anfangs wird eine kleine Menge Blut (ca. 0,5 ml) aus der Vene entnommen und dann wieder intramuskulär zurückgespritzt. Im Laufe der Behandlung wird die entnommene Blutmenge gesteigert (bis auf 5 ml). Es erfolgen ca. zwei Behandlungen pro Woche. Bei Bedarf können auch zur Wirkungsverstärkung noch homöopathische Medikamente dazugemischt werden.

Eine spezielle Form der Eigenbluttherapie ist die homöopathische Eigenbluttherapie. Sie ist besonders für Kinder geeignet. Dazu braucht es einmalig einen Tropfen Blut, der aus dem Finger entnommen wird. Der Blutstropfen wird nach homöopathischer Vorschrift potenziert und dann in Tropfenform eingenommen.

E

Eigenurintherapie

Die Eigenurintherapie ist ebenso wie die Eigenbluttherapie eine Reiz- und Umstimmungstherapie. In ihrer Wirkungsweise kann sie als immunstimulierend bezeichnet werden. Es gibt zwei verschiedene Formen der Eigenurintherapie:

- Speziell aufbereiteter Urin wird in den Muskel gespritzt. Die Menge beträgt 0,5 bis 2 Milliliter Urin. Es erfolgen zwei Behandlungen pro Woche über ca. 3 bis 4 Wochen. Diese Vorgehensweise benutzt man beispielsweise bei chronischen Harnwegsinfekten, Infektanfälligkeit, Allergien und Migräne.
- Trinken von Eigenurin. Dabei wird über längere Zeit jeweils am Morgen ein Glas Urin getrunken. Dadurch soll es zu einer Anregung des Stoffwechsels kommen, wodurch eine Entgiftung und Umstimmung erfolgt.

Achtung: Eine Eigenblut- und Eigenurintherapie kann nicht durchgeführt werden bei

- Blutgerinnungsstörungen
- Einnahme von Blutverdünnungsmedikamenten
- Behandlung mit immunsuppressiven Medikamenten
- Schilddrüsenüberfunktion
- schweren Leber- und Nierenerkrankungen
- Harnwegsinfektionen
- akuten Erkrankungen mit hohem Fieber
- Bluthochdruck
- Diabetes

Enzymtherapie

Die Enzymtherapie geht auf den österreichischen Arzt Max Wolf (1885–1975) zurück. Enzyme sind Eiweißmoleküle, die im menschlichen Körper an zahllosen Stoffwechselprozessen beteiligt sind und alle biochemischen Abläufe steuern und regulieren. Ihre Existenz ist allerdings erst seit dem Jahr 1836 bekannt, als das erste Enzym entdeckt wurde. Heute kennt man Tausende Enzyme.

Max Wolf kam auf die Idee, spezielle Enzyme zur Behandlung von Erkrankungen einzusetzen. Dazu kombinierte er aus tierischen und pflanzlichen Grundstoffen ein Enzymgemisch, das Wolf-Benitez-Enzymgemisch genannt wurde (Helen Benitez war eine wichtige Mitarbeiterin von Wolf im New Yorker »Biological Research Institute«).

Mit dem deutschen Biologen Karl Ransberger forschte Wolf weiter an der Wirkung der Enzyme. Schließlich entwickelten sie ein Enzympräparat, das den Namen WOBE-Enzyme bekam.

Die proteolytische (auflösende) Wirkung der von ihm entwickelten Enzyme soll darin bestehen, dass sie entzündliche und tumoröse Eiweiße zerlegen. Zusätzlich sollen sie stimulierend auf das Immunsystem wirken.

Die Enzymtherapie wird bei zahlreichen Erkrankungen eingesetzt, wie

- Entzündungen von Organen und Schleimhäuten, wie Bronchitis, Nasennebenhöhlenentzündung, Darmentzündung
- Schwellungen und Ödemen, nach Verletzungen wie Prellung, Verstauchung, Blutergüsse
- rheumatische Erkrankungen
- Virusinfektionen
- Autoimmunerkrankungen
- begleitende Behandlung bei Tumoren

E

Achtung: Die Enzymtherapie darf nicht angewendet werden bei Blutgerinnungsstörungen, schweren Leber- und Nierenerkrankungen und in der Schwangerschaft.
Als Nebenwirkungen sind gelegentliche Magen-Darm-Störungen wie Magendruck und Durchfall bekannt. Auch allergische Reaktionen können vorkommen. Eine Enzymtherapie muss mindestens 5 Tage vor einem geplanten operativen Eingriff unterbrochen werden.

Ernährungstherapien

Neben der Luft für die Atmung ist die Basis allen Lebens die Nahrung. Diese als Therapie einzusetzen wird schon seit Tausenden Jahren praktiziert und ist in allen Kulturen verbreitet. So soll der griechische Mathematiker Pythagoras (ca. 570–497 v. Chr.) bereits eine diätetische Lehre entwickelt haben (Diätetik [griech. *diaita*] = Lehre von einer gesunden Lebensweise).
Für Pythagoras bestand Gesundheit aus einem harmonischen Gleichgewicht auf körperlicher und seelischer Ebene. Zur Erhaltung dieses Gleichgewichtes bedarf es der Ausgewogenheit von Essen (vegetarische Kost), Trinken (Wasser), Ruhe und Bewegung. Von Hippokrates (ca. 460–375 v. Chr.) wissen wir, dass er besondere Fastenkuren zur Behandlung und auch Vorbeugung von Krankheiten einsetzte. In den asiatischen Medizinsystemen, d. h. in der ayurvedischen Medizin (Seite 39), in der tibetischen Medizin (Seite 150) und der chinesischen Medizin (Seite 145), spielt die Ernährungstherapie seit gut 3000 Jahren eine zentrale Rolle. Im Mittelalter wies dann der deutsche Arzt Paracelsus (1493–1541) auf die Bedeutung einer maßvollen Ernährung hin.

»Alle Dinge sind Gift, und nichts ist ohne Gift. Allein die Dosis macht, dass ein Ding kein Gift ist.« Jahrhundertelang war eine »maßvolle Kost« für weite Teile der Bevölkerung selbstverständlich, ernährungsbedingte Krankheiten – durch Völlerei – kamen nur in den Kreisen des Adels vor. Erst in den letzten 100 Jahren veränderten sich grundlegend die Ernährungsgewohnheiten in der Bevölkerung. Verstärkt traten Erkrankungen wie Diabetes oder Herzkranzgefäßverkalkung auf, deren Ursache mit in einer falschen Ernährung liegt.

Als Reaktion auf diese Entwicklung entstanden ab Ende des 19. Jahrhunderts verschiedenste Konzepte einer Ernährungstherapie. Die Ansätze reichten vom totalen Fasten, Teilfasten über Rohkost bis zur kompletten Umstellung der Nahrung auf bestimmte Lebensmittel.

Im nachfolgenden Abschnitt werden die wichtigsten Ernährungstherapien dargestellt. Dabei handelt es sich ausschließlich um Therapien, die zur Gesunderhaltung oder Behandlung von Krankheiten eingesetzt werden und nicht der Gewichtsreduzierung dienen.

Bircher-Benner-Diät

Von dem Schweizer Arzt Maximilian Bircher-Benner (1867–1939) entwickelte Kostform, deren Kerngedanke der »Lichtwert« der Speisen ist. Bircher ging dabei von der Überlegung aus, dass Pflanzen in ihrer Entwicklung Sonnenenergie speichern und dass diese über die Nahrung in den menschlichen Körper eindringt. Diese Biophotonen stellen die beste Form der Nahrungsenergie dar.

Pflanzliche Lebensmittel, möglichst unter Einwirkung von viel Sonne gewachsen, stehen demzufolge bei der Bircher-Benner-Diät im absoluten Mittelpunkt. Daneben empfiehlt Bircher-Benner ungekochte Nahrungsmittel wie Obst, rohes Gemüse, gekeimtes Getreide als Hauptbestandteil der täglichen Nahrung. Brot, Getreideflocken, Butter, Milch und Käse können in geringerer Menge verzehrt werden. Auf Fleisch muss grundsätzlich verzichtet werden.

Bruker-Diät

Diese Kostform wurde von dem deutschen Arzt Max Otto Bruker (1909–2001) entwickelt. In seiner Ernährungslehre sind Zucker, Auszugsmehle sowie raffinierte Öle und Fette verboten. Die tägliche Nahrung sollte mindestens zu 30 % aus Frischkost bestehen. Zum Frühstück empfiehlt er einen Frischkornbrei mit Sahne und frischem Obst. Die Rohkost besteht aus je 2 Anteilen unterirdisch und 2 Anteilen oberirdisch gewachsenen Pflanzen. Pflanzliches Eiweiß ist tierischem Eiweiß vorzuziehen, aber es besteht kein grundsätzliches Verbot von tierischem Eiweiß. Fette werden nur in Form von kaltgepressten Ölen, Butter und Sahne verwendet. Für diese Kostform bürgerte sich auch der Begriff Vollwertkost ein.

Schnitzer-Kost

Von dem deutschen Zahnarzt Johann Georg Schnitzer entwickelte Kostform. Schnitzer entwickelte diese Ernährungstherapie anfänglich zur Vorbeugung gegen Zahnkaries und Parodontose. Es stellte sich aber schon bald heraus, dass sie auch eine günstige Wirkung bei rheumatischen Erkrankungen, Herz- und Gefäßerkrankungen und bei Krebserkrankungen hat. Die Schnitzer- Kost kann als vegetarische Ernährungsform bezeichnet werden, die es in zwei Varianten gibt:

- Schnitzer-Intensivkost: Sie besteht ausschließlich aus vegetarischer Rohkost. Schnitzer nennt sie »Urnahrung« aus lebendigen Lebensmitteln.
- Schnitzer-Normalkost: Sie besteht aus Rohkosteinheiten mit Zugabe einer geringen Menge an Milch und Eiern.

Evers-Diät

Diese Ernährungsform wurde von dem deutschen Arzt Joseph Evers (1894–1975) ursprünglich zur Behandlung der multiplen Sklerose entwickelt. Inzwischen ist sie eine Kostform, die zur allgemeinen Gesunderhaltung und zur Heilung ernährungsbedingter Erkrankungen eingesetzt wird.

Im Vordergrund der Evers-Diät steht der Verzehr von vorwiegend rohen, naturbelassenen pflanzlichen Lebensmitteln. Besonders wichtig ist dabei der Anteil an frisch gekeimten Getreideprodukten. Eier, Milch und Milchprodukte und geringe Mengen an frischem Fisch und Fleisch dürfen auch gegessen werden.

Trennkost

Diese Kostform wurde von dem amerikanischen Arzt Howard Hay (1866–1940) entwickelt. Hay, der an einem schweren Nierenleiden erkrankte, entwickelte auf der Suche nach Abhilfe schließlich die nach ihm benannte Hay'sche Trennkost. Hay ging von der Idee aus, dass es bei dem gleichzeitigen Verzehr von eiweißhaltigen und kohlenhydrathaltigen Lebensmittel zu einem verlängerten Verdauungsvorgang kommt. Dadurch bleiben besonders die Kohlenhydrate weitgehend unverdaut, es kommt zu einer Gärung im Darm, wodurch dann wiederum giftige Alkohole, Gase und Säuren entstehen. Durch die strikte Trennung von eiweiß- und kohlenhydratreicher Lebensmittel beim Essen kommt es zu einer Entlastung des gesamten Stoffwechsels. Dadurch können laut Hay eine Vielzahl von Krankheiten verhindert oder bestehende Krankheiten sogar geheilt werden.

Bei der Hay'schen Trennkost werden die Lebensmittel in drei Gruppen eingeteilt.

Eiweiß	Neutral	Kohlenhydrate
Fleisch und Wurst von von Rind, Kalb, Lamm und Wild (Schweinefleisch wird prinzipiell verboten)	natürliche pflanzliche und tierische Fette und Öle	Vollkorngetreide
Fleisch von Geflügel	Käse mit mindestens 60 % Fett i.Tr.	Naturreis
Fisch	Gemüse	Kartoffeln
Eier	Nüsse (außer Erdnüsse)	Honig
Milchprodukte	Kräuter und Gewürze	Bananen
dazu gehören noch: saures Obst und getrocknete Tomaten		

Der tägliche Ernährungsplan der Hay'schen Trennkost setzt sich zu 80 % aus der neutralen- und der Kohlenhydratgruppe und zu 20 % aus der neutralen- und der Eiweißgruppe zusammen. Nie werden Eiweiß und Kohlenhydrate zusammen verzehrt! Grundsätzlich sollen möglichst naturbelassene Lebensmittel gegessen werden. Es sollte langsam gegessen und gründlich gekaut werden. Zwischen den Mahlzeiten sollte eine vierstündige Pause liegen.

F.-X.-Mayr-Kur

Der österreichische Arzt Franz Xaver Mayr (1875–1965) ging von der Annahme aus, dass Verdauungsstörungen der Hauptgrund für die meisten Krankheiten sind. Nach Mayr essen die meisten Menschen zu viel, zu häufig, zu hastig und zu spät. Durch diese falsche Ernährungsweise kommt es zu einer Überlastung der Verdauungsorgane, ein Gärungsprozess kommt in Gang, durch den vermehrt Säuren, Alkohol und Eiweißabbauprodukte entstehen. Hierdurch kommt es zu einer schleichenden

Darmschleimhautentzündung. Die Folge und Symptome dieser schleichenden Entzündung und damit auch Intoxikation sind anfangs schnelle Erschöpfung, Müdigkeit, Kopfschmerzen und unklare Schweißausbrüche. Später stellen sich Muskel- und Gelenk- und Rückenschmerzen, Bauchschmerzen, Hauterkrankungen, Allergien usw. ein.

Mayr entwickelte zur Behandlung dieser Verdauungsstörungen einen genau geregelten Kurplan. Am Anfang einer Mayr-Kur steht eine genaue »Bauchdiagnostik« – Mayr war einer der ersten Ärzte, der die exakte Beschaffenheit des Bauches und seiner Wirkung auf den übrigen Körper beschrieb. Anhand des Bauchbefundes wird dann daran anschließend ein Kurplan aufgestellt.

E

F.-X.-Mayr-Kurplan:

- bei Kurbeginn Darmreinigung durch Glaubersalz und Darmeinlauf
- während der Kur täglich frühmorgendliche Darmreinigung durch Glaubersalz
- Ernährung ausschließlich durch 4 Tage alte »Kursemmeln« und Rohmilch
- tägliche spezielle Bauchmassage und warme Leibwickel
- viel Ruhe mit streng geregeltem Tagesablauf

Eine Mayr-Kur-Ernährung kann keinesfalls auf Dauer durchgeführt werden. Sie wird als Reinigungs- und Umstimmungsmaßnahme angewendet. Auch im häuslichen Umfeld lässt sich eine Mayr-Kur nur begrenzt, und wenn, dann nur unter ärztlicher Anleitung durchführen. Am besten kann eine Mayr-Kur in einer Mayr-Kurklinik gemacht werden. Die Aufenthaltsdauer beträgt dabei ca. 4 Wochen. Um eine Mayr-Kur auch

einem breiteren Publikum zu ermöglichen, hat der Arzt Erich Rauch, ein Schüler von F. X. Mayr, die »Milde Ableitungsdiät« entwickelt.
Die Milde Ableitungsdiät lehnt sich dabei in Grundzügen an die klassische Mayr-Kur an. Allerdings darf maßvoll Gemüse, Fisch und Fleisch gegessen werden. Wichtig ist das gründliche Kauen und langsame Essen. Verboten sind »schwer verdauliche« Lebensmittel. Dazu zählen auch Vollkornbrot, rohes Obst, rohes Gemüse und Salat. Natürlich sind Alkohol, Bohnenkaffee und Zucker verboten.

Rotationsdiät

Der menschliche Organismus benötigt bei normaler Verdauungstätigkeit ca. 2 bis 3 Tage zur Verdauung und Ausscheidung der verzehrten Nahrungsmittel. Werden nun täglich die gleichen Nahrungsmittel, wie Brot, Milch, Eier gegessen, kann sich eine »versteckte Nahrungsmittelallergie« entwickeln. Diese Art der Allergie entsteht nicht von heute auf morgen, sondern sie entwickelt sich über einen längeren Zeitraum. Häufig kommt es anfangs zu einer Schädigung der Darmschleimhaut durch eine Durchfallerkrankung oder es besteht eine Pilzbelastung mit *Candida albicans*. Erst durch diese Vorschädigung können täglich gegessene Nahrungsmittel zum Allergen werden. Die allergische Reaktion auf ein Nahrungsmittel läuft dabei nach einem gewissen Schema ab. An einem Beispiel soll dies erläutert werden:
Isst eine Person mit »versteckter Nahrungsmittelallergie« auf Weizen z. B. am Montag Weizenbrot, erkennt der Körper den Weizen als Allergen. In dieser ersten Phase entwickelt der Körper auf diesen »Stressfaktor« eine leichte »Abwehrreaktion«. Die Symptome auf diese Reaktion treten erst Stunden nach der Nahrungsaufnahme auf und sind oft durch leichte Müdigkeit und Bauchspannung gekennzeichnet. Wird nun am Dienstag wieder Weizenbrot gegessen, ist der Körper bereits »vorgewarnt«, die Reaktion kommt nun schneller und oft auch ausgeprägter. Am Mittwoch kommt es dann auf das Weizenbrot zu einer raschen Re-

aktion mit verschiedensten zusätzlichen Symptomen wie z. B. Kopfweh, Migräne, Hautausschlag, Bauchschmerzen, Muskelschmerzen, Gereiztheit, Depression u. a.

Hinter vielen Beschwerden kann sich eine Nahrungsmittelallergie oder auch Nahrungsmittelunverträglichkeit verbergen. Eine gute Möglichkeit der Behandlung ist hierbei die Rotationsdiät. Dadurch, dass der Körper bei dieser Ernährungsform frühestens alle 3 Tage wieder mit dem gleichen Nahrungsmittel konfrontiert wird, entwickelt sich keine »Abwehrreaktion«. Für die Durchführung einer Rotationsdiät-Kur muss ein genauer Ernährungsplan erstellt und eingehalten werden.

F

Feldenkrais-Methode

Moshe Feldenkrais (1904–1984), ein israelischer Physiker, entwickelte diese Körperwahrnehmungsmethode, die später auch nach ihm benannt wurde.
Wie so oft entstand auch diese Methode durch die Auseinandersetzung mit der eigenen Krankheit: Der begeisterte und aktive Sportler verletzte sich beim Judo am Knie. Die Verletzung heilte weitestgehend ab, Jahre später aber traten zunehmend Probleme am Knie auf. Feldenkrais fing an, seine Bewegungen genauestens zu beobachten, denn er war davon überzeugt, dass sein Knieschmerz durch einen falschen Bewegungsablauf ausgelöst wurde. Seine Beobachtungen ergänzte er durch ein Studium von Anatomie, Physiologie, Psychologie und Neurologie. Am Beispiel des Knies soll sein Therapieansatz verdeutlicht werden:

Normalerweise bewegen wir unser Knie beim Laufen zwar automatisch, wobei uns die Steuerung der Muskelaktivität nicht bewusst ist. Feldenkrais bemühte sich aber, sich diese unbewussten Abläufe bildlich vorzustellen, und konnte sie dadurch so beeinflussen, dass schließlich auch die Schmerzen im Knie verschwanden. Durch dieses Erlebnis bestärkt, forschte und experimentierte er mit Bewegungsabläufen und entwickelte schließlich daraus die Feldenkrais-Methode. Diese wird beispielsweise eingesetzt bei

- Rückenbeschwerden
- Beeinträchtigungen beim Gehen
- Athritis
- Sportverletzungen
- Migräne, Kopfschmerzen

Der Kernpunkt dieser Methode ist die Erkenntnis, dass das Bewusstwerden von Bewegung eine Verbesserung der Körperwahrnehmung bewirkt. Feldenkrais stellte auch fest, dass Bewegung und Körperwahrnehmung jedes Menschen mit dem jeweiligen Selbstbild des Menschen verknüpft ist. Er sagt: »Ein jeder bewegt sich, denkt, spricht, fühlt dem Bild entsprechend, das er sich im Laufe seines Lebens von sich gebildet hat.«

Die Feldenkrais-Methode ist somit in ihrem Hauptansatz eine Methode zur Selbstwahrnehmung. Da falsche, starre Bewegungsmuster auch zu starken psychischen Reaktionsmustern führen, wird man sich in der Feldenkrais-Behandlung dieser starren Muster bewusst, verändert diese alten automatisierten Bewegungsabläufe und verändert somit auch die psychische Grundverfassung.

Frischzellentherapie / Thymustherapie

Frischzellentherapie

Der Schweizer Chirurg Paul Niehans entwickelte 1931 die Therapie mit Frischzellen. Er ging dabei von der Idee aus, dass sich menschliche und tierische Organzellen in ihrer Grundstruktur gleichen. Befindet sich nun ein menschliches Organ in einem kranken, unterentwickelten oder alternden Zustand, wird junges, frisches Zellmaterial zugeführt. Diese frischen Zellen werden in das betroffene Organ eingebaut, wodurch es zur Regeneration und Heilung kommt.
Das verwendete Zellmaterial wird in der Regel aus Schafembryonen gewonnen. Dazu werden sofort die erforderlichen Organe aus dem Embryo entfernt und in einer Nährlösung zerkleinert. Diese Frischzelllösung wird dem Patienten dann unmittelbar intramuskulär gespritzt.

Eine Frischzellentherapie läuft kurmäßig ab. Dazu muss der Patient ca. 14 Tage in einer Klinik verweilen. Nach gründlicher Voruntersuchung wird ein Plan erstellt, welche Frischzellen verabreicht werden sollen. Dann erhält der Patient 8 bis 10 Injektionen. Eine Bettruhe ist anschließend unbedingt erforderlich, da es zu Reaktionen mit Temperaturerhöhung kommt. Der Einsatzbereich der Frischzellentherapie ist sehr breit:

- allgemeine altersbedingte Funktionsstörungen
- Erkrankungen des Gehirns und der Nerven
- Diabetes
- Potenzstörungen
- Tumorerkrankungen

F

Nach exakten naturwissenschaftlichen Kriterien konnte die Wirkung der Frischzellentherapie bisher nicht nachgewiesen werden. Da es bei der Frischzellentherapie zu Todesfällen gekommen ist, wurde sie 1997 verboten. Nach einem Gerichtsurteil wurde dieses Verbot aber 2000 wieder aufgehoben. Die Befürworter der Frischzellentherapie bestreiten einen ursächlichen Zusammenhang der erwähnten Todesfälle mit der Therapie.

Heute wird in ca. zehn Kliniken in Deutschland noch Frischzellentherapie angeboten. Eine Kur ist relativ teuer.

Thymustherapie

Die Thymustherapie kann im weitesten Sinn den Zelltherapien zugeordnet werden. Auch hier werden tierische Zellen, nämlich Zellen der Thymusdrüse, zur Therapie eingesetzt.

Da der Thymus zu den Organen, die eine Rolle im Abwehrsystem spielen, zählt, werden Thymusextrakte überwiegend zur Therapie von Infektanfälligkeit und zur Aktivierung des Immunsystems eingesetzt. Die Extrakte werden von Jungtieren (Schafen und Kälbern) gewonnen. Die früher gebräuchliche Thymus-Frischzellen-Therapie ist heute verboten. Verwendung finden heute speziell hergestellte Thymusextrakte. Diese Extrakte werden als Spritzenkur mit ca. 10 bis 15 Injektionen verabreicht. Die Hauptanwendungsgebiete sind

- Infektanfälligkeit
- Abwehrschwäche
- Tumorerkrankungen

Daneben ist es auch möglich, Thymusextrakte mehrere Monate lang in Tablettenform einzunehmen.

Fußreflexzonentherapie

Entstanden ist die Fußreflexzonentherapie in Amerika. Zuerst entwickelte der Arzt William Fitzgerald eine Art Lageplan der Organe: Jedes Organ befindet sich auf einer bestimmten Zone, die wiederum mit Reflexzonen verbunden ist. Diese Reflexzonen befinden sich an Händen, Füßen, Ohren oder im Gesicht.
Die Masseurin Eunice Ingham befasste sich mit diesen Reflexzonen und stellte fest, dass die effektivste therapeutische Wirkung von einer Behandlung der Fußreflexzonen ausging. Ingham verfeinerte die Zonentherapie Fitzgeralds und entwickelte eine genaue Körperorgankarte an den Füßen. Dabei entspricht der rechte Fuß der rechten Körperhälfte, Organe wie z. B. die Leber finden sich also am rechten Fuß wieder. Organe wie die Niere finden sich dagegen an beiden Füßen wieder, da wir ja zwei Nieren besitzen. Die Wirbelsäule befindet sich am Innenrand beider Füße.

Durch das Massieren der einzelnen Reflexzonen kommt es zu einer Aktivierung von Körperenergie, gestaute und blockierte Energie wird in Gang gesetzt, wodurch der Körper in seinen Selbstheilungskräften angeregt wird.
Eine Fußreflexzonenbehandlung beginnt mit einer genauen Begutachtung der Füße. Dabei können beispielsweise schon Hautveränderungen wie Hornhaut auf Störungen hinweisen. Anschließend werden beide Füße punktgenau abgetastet. Schmerzhafte Stellen können auf Organbelastungen oder Störungen / Schmerzen an Gelenken hindeuten. Diese empfindliche Stellen an Fußsohlen und -rücken werden dann besonders intensiv behandelt.

Prinzipiell erfolgt immer an beiden Füßen eine Gesamtmassage. Eine Behandlung dauert ca. 40 bis 60 Minuten.

Eine vorgeschriebene Ausbildung gibt es nicht. Häufig werden Fußreflexzonenkurse für Laien an Volkshochschulen oder ähnlichen Einrichtungen angeboten. Da die Fußreflexzonenbehandlung völlig harmlos ist und sie sich gut zur Selbstbehandlung eignet, können diese Kurse durchaus empfohlen werden. Einschränkungen ergeben sich nur durch Entzündungen am Fuß oder Bein. Wird die Fußreflexzonentherapie zur Behandlunge von Krankheiten angewendet, ist hierfür eine gründliche Ausbildung erforderlich. Dazu eignet sich das Institut von Hanne Marquardt. Diese Ausbildung dürfen nur Personen mit medizinischem Grundwissen, wie z. B. Heilpraktiker, Masseure, Physiotherapeuten und Ärzte, absolvieren.

G

Gelosentherapie

Gelosen sind harte, meist schmerzhafte knötchenartige Verdickungen in der Haut, im Bindegewebe oder in den Muskeln. Sie entstehen wahrscheinlich durch fehlerhafte Regulierung der Durchblutung.
Da sich Gelosen häufig gewissen Organ-Reflexzonen zuordnen lassen, können sie auch ein Hinweis auf eine Funktionsschwäche des entsprechenden Organs sein. Am häufigsten finden sich Gelosen im gesamten Rückenbereich.

Zur Behandlung der Gelosen haben sich verschiedene Techniken entwickelt. Bei der eigentlichen Gelosentherapie wird der ertastete Gelosenpunkt massiert. Die Haut wird leicht eingeölt, dadurch können die Gelosenknoten besser ertastet werden. Der gefundene Gelosenknoten wird dann je nach Lokalisation – Haut, Bindegewebe, Muskel – mit unterschiedlichem Druck massiert. Die Druckmassage ist meist schmerzhaft.

Gelopunktur

Diese Therapie geht auf Wilhelm Preusser zurück. Er benutzte zur Behandlung Akupunkturnadeln oder feine Injektionskanülen. Auch hier wird die Haut leicht eingeölt. Der ertastete Knoten wird dann angestochen. Bei Verwendung einer Kanüle kann auch ein homöopathisches Mittel injiziert werden. Die Auswahl des Mittels erfolgt nach Reflexzonengesichtspunkten, d. h. bei der Leberzone verwendet man ein Lebermittel, bei der Nierenzone ein Nierenmittel usw.

Gelotripsie

Diese Therapieform geht auf Max Lange zurück. Er benutzte zur Behandlung ein Holzstäbchen mit abgerundetem Kopf. Mit starkem Druck wird bei dieser Behandlung versucht, die Gelose zu »zerdrücken«. Hierbei kann es gelegentlich zu einem Hämatom (Bluterguss) kommen. Die Gelosentherapie eignet sich für folgende Beschwerden:

- Schmerzzustände im Rückenbereich, wie Lumbago, Ischialgie
- Kopfschmerzen
- Schulter-Arm-Schmerzen

Achtung: Eine Gelosentherapie sollte nicht durchgeführt werden bei Blutgerinnungsstörungen und im Bereich von infizierten oder tumorösen Arealen.

H

Haarmineralanalyse

Die Haarmineralanalyse ist ein diagnostisches Verfahren zum Nachweis von Mangelzuständen an Mineralstoffen und Spurenelementen. Auch Belastungen mit Schadstoffen, vor allem Schwermetallbelastungen, können ermittelt werden. Hierbei liefert die Analyse nicht nur eine Momentaufnahme des Stoffwechsels – wie bei Blut- oder Urinproben –, sondern die Untersuchung erlaubt eine Aussage über einen längeren Zeitraum, da diese Stoffe im Haar gespeichert werden.
Eine genaue naturwissenschaftliche Interpretation der gefundenen Werte, besonders hinsichtlich von Mineralstoffen und Spurenelementen, ist nicht möglich, da es keine anerkannten »Normwerte« gibt. Zudem ist auch eine Beeinflussung der Werte durch Haarpflegeprodukte möglich.
Zur Aufdeckung von Schadstoffbelastungen kann die Haaranalyse aber durchaus benutzt werden.

Heilfasten

Fasten, das heißt der Verzicht auf eine Nahrungsaufnahme, begleitet den Menschen schon seit Urzeiten. Hatte der Urmensch kein Jagdglück, wurde die Ernte durch Unwetter vernichtet oder gingen die Vorräte verloren, musste er notgedrungen fasten. Dieses Fasten wurde den Menschen von außen aufgezwungen. Verzichtet der Mensch dagegen freiwillig auf die Aufnahme von Nahrung, kann man zwei Arten von Fasten unterscheiden:

- das religiöse Fasten. Hierbei benutzt man das Fasten als einen Weg zur innerer Ordnung und Reifung. Religiöses Fasten gibt es im Hinduismus, Buddhismus, im Islam und auch in der christlichen Religion.
- das Heilfasten, das sowohl der allgemeinen Gesunderhaltung dienen kann, aber auch gezielt zur Behandlung von Krankheiten eingesetzt wird.

Fasten ist sicherlich die wirksamste Methode, den Körper auf natürliche Weise von innen her zu reinigen. Während des Fastens kommt es zu einer Umstellung des Energiestoffwechsels. Der Körper gewinnt in dieser Zeit die zum Leben nötige Energie aus den körpereigenen Eiweiß- und Fettdepots. Beim Abbau dieser Depots kommt es automatisch auch zu einer sogenannten Entschlackung des Körpers, d.h. Schadstoffe und schädliche Nebenprodukte des Stoffwechsels werden freigesetzt und können dann über Niere und Darm ausgeschieden werden.

Hinweis: Während des Fastens kommt es durch die Entschlackungsvorgänge zur Freisetzung von »subtoxischen« Stoffen, dadurch kann es zu Kopfschmerzen, Reizbarkeit, depressiver Stimmung u.Ä. kommen. Diese sogenannte Fastenkrise ist völlig ungefährlich. Durch reichliches Trinken kann diese Krise abgemildert und schneller beendet werden.
Der Vorgang der »Entschlackung« ist die eigentliche Grundidee des Heilfastens, d.h. nicht die Gewichtsreduzierung steht im Vordergrund, sondern die »Entschlackung« und »Entgiftung«.
Eine Fastenkur kann prinzipiell jeder Mensch selber zu Hause durchführen. Einige Grundregeln sind dabei natürlich zu beachten. Hilfreich sind beispielsweise Anleitungen aus Büchern, die sich mit diesem Thema befassen und die in jedem Buchgeschäft erhältlich sind. Eine zu Hause durchgeführte Fastenkur zur allgemeinen Gesunderhaltung und Entschlackung sollte nicht länger als 8 bis 10 Tage dauern. Sie dient der

Reinigung und Regeneration und führt zur Stärkung der Abwehrkräfte und fördert die körperliche und geistige Leistungsfähigkeit.

Eine Heilfastenkur zur unterstützenden Behandlung einer Krankheit muss immer unter ärztlicher Begleitung erfolgen. Zu Hause kann eine solche Heilfastenkur ca. 10 bis 14 Tage lang durchgeführt werden. Längeres Fasten bis zu vier Wochen muss unbedingt in einer Fastenklinik erfolgen.

Beim Heilfasten unterscheidet man verschiedene Fastenformen:

- **Molkefasten:** 1 Liter Molke, täglich über mehrere Tage bildet die Basis, ergänzt durch Kräutertee und Frischpflanzensäfte.
- **Rohsäftekur nach Henn:** Frische Obst- und Gemüsesäfte werden über mehrere Tage getrunken.
- **Heilfasten nach F. X. Mayr:** Kräutertee, Gemüsebrühe und eine Milch-Semmel-Kur bilden hierbei die Grundlage.
- **Buchinger-Fasten:** Kräutertees mit Honig, heiße Gemüsebrühe, Obst- und Gemüsesäfte können bei dieser Kur zugeführt werden. Sie ist zur Selbstbehandlung die beste Fastenform.

Die folgenden strengen Heilfastenformen sollten nur unter ständiger ärztlicher Aufsicht durchgeführt werden:

- **Wasserfasten:** Hier wird nur Quellwasser (etwa 2 bis 3 Liter täglich) zugeführt.
- **Nulldiät:** Neben Wasser werden nur Vitamine und Mineraltabletten eingenommen.
- **Teefasten:** Hier wird Kräutertee ohne Honig getrunken.

Eine Heilfastenkur findet Anwendung bei

- rheumatischen Erkrankungen
- Hauterkrankungen
- Stoffwechselerkrankungen, wie z. B. Gicht, Altersdiabetes
- Bluthochdruck
- Gelenkerkrankungen

Hildegard-Medizin

Hildegard von Bingen (1098–1179) war eine der bedeutendsten Frauengestalten des 12. Jahrhunderts. Sie stammte aus einer adligen Familie und trat bereits mit acht Jahren in ein Frauenkloster ein. Sie wurde Äbtissin und gründete das Benediktinerinnenkloster Rupertsberg bei Bingen, später das Kloster Eibingen bei Rüdesheim. Hildegard von Bingen verfasste zahlreiche Bücher. Ihr medizinisches Hauptwerk »Causae et curae« (Ursachen und Heilung) verfasste sie nicht aufgrund eigener Überlegungen, sondern, wie sie selbst feststellte, als eine Offenbarung, der ein göttlicher Wille zugrunde liegt. Die Aufzeichnungen ihrer Visionen erhielten sogar den päpstlichen Segen.

Das Besondere an ihrem medizinischen Konzept war die ganzheitliche Betrachtung von Krankheit und Gesundheit. Sie ging davon aus, dass Gesundheit nur herrscht, wenn der körperliche und der geistig-seelische Zustand eines Menschen in Harmonie und Einheit mit Gott und Gottes Schöpfung – der Natur – steht. Verändert sich dieser Zustand, entsteht Krankheit.

Zur Heilung benutzt Hildegard Mittel aus der Natur, da diese unmittelbar der Schöpfung Gottes entstammen. In ihrem Werk »Physica« beschreibt sie die Heilkräfte von Pflanzen, Mineralien, Edelsteinen, Tieren und Wasser. Ihre Heilkunde basiert auf fünf Grundsätzen. Sie dienen sowohl der Gesunderhaltung als auch der Behandlung von Krankheiten.

- Das seelische Gleichgewicht wird durch Musik, Meditation und Beten gefördert.
- Feste Lebensregeln dienen zum Ausgleich von Ruhe- und Aktivphasen.
- Gesunde Ernährung, die maßvoll und ausgewogen ist, war für sie von eminenter Bedeutung.
- Durch den Einsatz von Naturheilmitteln pflanzlicher und mineralischer Herkunft, aber auch aus tierischen Substanzen und von Edelsteinen wird Linderung und Heilung erreicht.
- Ausleitung: Der Körper wird durch Aderlass, Schröpfen, Schwitzen und Wasseranwendungen von krank machenden Substanzen gereinigt.

Die Werke Hildegards beschäftigen auch 900 Jahre nach ihrer Veröffentlichung eine große Zahl von Historikern. Viele ihrer Krankheitsbezeichnungen als auch die Deutung der von ihr beschriebenen Heilpflanzen sind unklar. Eine exakte wissenschaftliche Aufarbeitung ihres medizinischen Konzeptes ist noch nicht erfolgt.

Der Begriff Hildegard-Medizin, wie er heute allgemein verwendet wird, ist eigentlich ein Kunstwort und hat mit dem Heilsystem, welches Hildegard von Bingen entwickelt hat, nicht viel gemein. Ursprünglich verwendete der Arzt Gottfried Hertzka den Begriff Hildegard-Medizin aufgrund mystisch-spiritueller Überlegungen bei der Verfassung seines Buches »So heilt Gott« (1970). Mystisch-spirituelle Dinge waren und sind aktuell, und so werden heute unter dem Begriff der Hildegard-Medizin therapeutische Mittel, wie z. B. Heilpflanzenzubereitungen und Edelsteine, die in ihren Schriften erwähnt werden, vorwiegend nach kommerziellem Interesse vermarktet. Dies hat aber sicherlich nichts mit den ursprünglichen Intentionen Hildegards von Bingen zu tun.

Homöopathie

Der deutsche Arzt und Apotheker Samuel Hahnemann (1755–1843) hat die Homöopathie mit ihren bis heute gültigen Regeln und Prinzipien vor gut 200 Jahren entwickelt, wahrscheinlich ist sie die bekannteste Therapieform innerhalb der alternativen Medizin.

Entstanden ist sie aus genauen, kritischen Beobachtungen Hahnemanns und einem Selbstversuch: Bei der Übersetzung eines Werkes des schottischen Gelehrten William Cullen (1712–1790) konnte Hahnemann die Wirkungsweise der Chinarinde nicht nachvollziehen. Daraufhin machte er seinen berühmten ersten Selbstversuch. Obwohl bei voller Gesundheit, beobachtete er an sich nach der Einnahme von Chinarinde, die zu dieser Zeit als Malaria-Medikament verwendet wurde, verschiedene Symptome, die dem Krankheitsbild von Malaria ähnlich waren. Daraus zog er den Schluss, dass eine Arznei genau bei solchen Krankheiten wirksam ist, die bei der Einnahme beim gesunden Menschen ähnliche Symptome wie die Krankheit selbst hervorruft.

Der Grundgedanke der Homöopathie war geboren: »Similia similibus curentur« – Ähnliches möge mit Ähnlichem geheilt werden. Dieser Leitsatz führte dann auch zu der Bezeichnung Homöopathie, im Griechischen heißt *homoios* = ähnlich und *pathos* = Leiden. Dem Selbstversuch mit Chinarinde folgten noch zahlreiche weitere Versuche, wobei Freunde und Familienmitglieder als Versuchspersonen dienten. Alle diese Versuche bestätigten ihn in seinem Grundgedanken. Im Jahre 1810 veröffentlichte er schließlich sein Hauptwerk »Organon der rationellen Heilkunde«, in dem die gesamten Grundregeln der Homöopathie festgelegt wurden. Prinzipiell ruht die Homöopathie auf zwei Grundpfeilern: dem Ähnlichkeitsprinzip und der Potenzierung.

- Das Ähnlichkeitsprinzip beruht auf dem Gedanken Hahnemanns, dass eine Krankheit von einer »Arzneikrankheit« geheilt werden kann, da diese stärker ist als die ursprüngliche Erkrankung. Heutzutage spricht man nicht mehr von »Arzneikrankheit«, sondern von einer genau zielgerichteten Aktivierung der Selbstheilungskräfte im Menschen.

- Die Potenzierung einer Arznei ist ein weiterer Pfeiler von Hahnemanns Philosophie: Er machte die Beobachtung, dass eine Arznei, in hohen Dosen verabreicht, oft heftige Reaktionen oder gar Schädigungen auslösen kann. Als gelernter Apotheker kam er auf die Idee, die Arzneisubstanzen nach einem speziellen Verdünnungsprinzip milder zu machen. Dabei stellte er fest, dass die Wirkung nicht nur milder, sondern auch tiefgreifender wurde, weshalb er auch von Potenzierung der Arzneiwirkung sprach.

In der Homöopathie arbeitet man in der Regel mit zwei Potenzarten. Es gibt die D-Potenzen und die C-Potenzen. Die Herstellung eines homöopathischen Heilmittels geht dabei wie folgt vor sich: Eine Ursubstanz, wie z. B. ein Pflanzenpresssaft, mineralisches Eisen, Schlangengift oder Kochsalz, dient als Ausgangssubstanz. Von dieser nimmt man 1 Teil und mischt sie mit 9 Teilen Alkohol oder Milchzucker. Dies entspricht dann einer D1-Potenz. Wichtig dabei ist, dass die Teile nicht einfach vermischt werden, sondern nach einer genauen Regel potenziert werden. Von der D1-Potenz nimmt man wiederum 1 Teil und potenziert ihn mit 9 Teilen Alkohol oder Milchzucker. Es entsteht die D2-Potenz. Diesen Schritt kann man beliebig oft wiederholen, wodurch dann verschiedenste Potenzen, z. B. D12, D30, D200 entstehen. Bei der Herstellung der C-Potenzen wird 1 Teil Ursubstanz mit 99 Teilen Alkohol / Milchzucker potenziert.

Eine homöopathische Behandlung beginnt immer mit einem ausführlichen Erstgespräch. Hier versucht der Homöopath, den Menschen in seiner ganzen Krankheits- und Lebensgeschichte zu erfassen, denn ein Grundprinzip der Homöopathie ist nicht die Behandlung eines Krankheitsbegriffes, sondern die Behandlung eines kranken Menschen.

Konkret bedeutet dies, dass nicht die Krankheit, z.B. *Asthma bronchiale*, behandelt wird, sondern der Mensch in seiner jeweiligen individuellen Ausprägung dieser Krankheit. Nach dem Erstgespräch erarbeitet der Homöopath ein Arzneimittelbild, das zu dem Menschen passt. Anschließend erfolgt die Mittelgabe.
Für schwierige oder chronische Erkrankungen werden meistens die C-Potenzen benutzt. Die Behandlung solcher Erkrankungen sollte nur von einem erfahrenen Therapeuten durchgeführt werden.
Die D-Potenzen eignen sich gut für akute leichtere Beschwerden, wie z.B. Schnupfen, Husten, Prellungen u.Ä. Sie können durchaus auch in Form der Selbstbehandlung eingesetzt werden. Hilfreich zum Finden des richtigen Mittels sind dabei entsprechende homöopathische Bücher für den Laien.

Der Anwendungsbereich der Homöopathie umfasst das gesamte medizinische Spektrum, wobei der erfahrene, verantwortungsvolle Therapeut natürlich auch die Grenzen der Homöopathie beachtet. Bei Stoffwechselerkrankungen wie Diabetes, bei verschiedenen Infektionserkrankungen, bei Krebs, bei notwendigen Operationen u.a. steht die schulmedizinische Behandlung im Vordergrund. Hier kann aber durchaus die Homöopathie noch als begleitende Maßnahme mit eingesetzt werden.

Die Ausbildung zum Arzt für Homöopathie ist von der Ärztekammer genau geregelt. Sie umfasst eine mehrjährige praktische und theoretische Ausbildung mit abschließender Prüfung. Im Bereich der Heilpraktikerausbildung gibt es homöopathische Kurse. Es gibt keinen geregelten, genau vorgeschriebenen Ausbildungsablauf.

Homotoxikologie

Der deutsche Arzt Hans-Heinrich Reckeweg (1905–1985) entwickelte die Homotoxikologie. Er arbeitete jahrelange als Homöopath. Dabei fiel ihm auf, dass der Homöopath nicht nach den eigentlichen Ursachen einer Krankheit sucht. Um eine Krankheit aber grundlegend zu heilen, muss man ihre Ursache, den Auslöser kennen. Durch langes und genaues Beobachten von Krankheit und Krankheitsverläufen stellte er schließlich die These auf, dass Krankheiten durch Vergiftungen entstehen. Diese können sowohl durch Gifte von außen – exogen – als auch durch Gifte von innen – endogen – veranlasst sein, zusammenfassend bezeichnete er sie als Homotoxine.
Nach dem Verständnis Reckewegs sind Krankheiten natürliche Abwehrmechanismen gegen diese Homotoxine. Den Krankheitsverlauf unterteilt er in sechs Phasen.

- Die ersten drei Phasen des Abwehrprozesses bezeichnet Reckeweg als günstige Selbstheilungsphase. Hier versucht der Körper durch »Ausleitung«, z. B. Schweißbildung, Ekzeme, Furunkel, Giftstoffe aus dem Körper auszuscheiden. Die Homotoxikologie unterstützt ihn dabei mit entsprechenden Medikamenten.
- Die Phasen vier bis sechs bezeichnet Reckeweg als chronische Krankheiten, die zu einer dauerhaften Schädigung des Körpers wie Degenerations- oder Tumorerkrankungen führen.

Die Grundidee der Homotoxikologie besteht darin, die Abwehrvorgänge im Körper zu stärken und die Phasenverläufe umzukehren, d. h. eine Erkrankung der Phase vier, wie z. B. Asthma bronchiale, wird durch entsprechende Mittel zuerst in Phase drei – z. B. Ekzem – verschoben. Weitere Behandlungen führen zu weiterer Entgiftung und letztlich zur Genesung.

Die Medikamente, mit denen die Homotoxikologie arbeitet, sind überwiegend homöopathischer Natur. Zur Anwendung kommen aber nicht Einzelmittel wie in der klassischen Homöopathie, sondern sogenannte Komplexmittel. Diese bestehen aus einer Vielzahl von homöopathischen Einzelmitteln. Außerdem enthalten die antihomotoxischen Mittel auch oft Substanzen aus kranken Organen, sogenannte Nosoden, oder homöopathisierte Chemotherapeutika, wie z. B. Cortison in homöopathischer Potenz.
Die Homotoxikologie wird fast im gesamten medizinischen Bereich eingesetzt.

Es gibt keine vorgeschriebene Ausbildung in Homotoxikologie. Hersteller antihomotoxikologischer Präparate veranstalten regelmäßige Fortbildungsveranstaltungen für Ärzte und Heilpraktiker.

Hyperthermie

Die Hyperthermie ist ein Therapieverfahren in dessen Rahmen von außen mittels spezieller Geräte eine Erhöhung der Körpertemperatur herbeigeführt wird. Dieser Methode liegt die Idee zugrunde, dass Tumorgewebe wesentlich sensibler gegenüber hohen Temperaturen ist als gesundes Gewebe.
Durch diese Hitzezufuhr laufen in den Tumorzellen biochemische Vorgänge ab, die die Zellen schädigen. Durch diese Schädigungen können dann die Tumorzellen besser und leichter durch Chemo- oder Strahlentherapie zerstört werden. Neben diesem direkten Effekt auf die Tumorzellen führt die Hyperthermie auch zu einer Aktivierung des Im-

munsystems. Es gibt grundsätzlich zwei verschiedene Arten der Hyperthermiebehandlung:

- Bei der Ganzkörperhyperthermie wird die Körpertemperatur auf ca. 41 °C angehoben.
- Bei der lokalen Hyperthermie wird ein lokal begrenzter Bereich, wie z. B. die Leber, überwärmt.

Die Hyperthermiebehandlung wird überwiegend in der Tumortherapie eingesetzt. Sie ist nicht ungefährlich und kann nur in Krankenhäusern unter strenger Kontrolle durchgeführt werden.
Wissenschaftlich ist der Nutzen noch nicht eindeutig belegt.

Durchgeführt wird die Hyperthermie in einigen ganzheitlich-naturheilkundlich ausgerichteten Kliniken zur unterstützenden Behandlung von Tumorerkrankungen.

I

Isopathie

Die Isopathie wurde von dem Arzt J. J. W. Lux (1776–1849) entwickelt. Sie ist von der Homöopathie inspiriert und beruht auf der Idee, Krankheiten mit den sie verursachenden Substanzen zu heilen. Hierin besteht auch der Unterschied zur Homöopathie: Dort wird versucht, mit dem Ähnlichen zu heilen, bei der Isopathie geschieht dies mit dem identisch gleichen (*Iso* = gleich).

Mit der Homöopathie verbindet die Isopathie allerdings die Potenzierung der Ausgangssubstanz. Diese Ausgangsstoffe können Bakterien wie z. B. Tuberkuloseerreger, Viren, wie Herpes-Viren, oder auch erkrankte Organe sein. Die Mittel, die aus solchen Krankheitsstoffen hergestellt werden, nennt man Nosoden. Bekommt ein Patient ein Mittel, welches aus eigenen Krankheitsstoffen hergestellt wird, bezeichnet man es als Autonosode.

Isopathische Arzneimittel werden häufig im Rahmen einer allgemeinen Ausleitungs- und Umstimmungstherapie (siehe Seite 27) eingesetzt. Die Isopathie eignet sich besonders gut bei

- chronischen Müdigkeits- und Erschöpfungszuständen
- chronischen Infekten
- Nasennebenhöhlenentzündungen
- Mandelentzündungen
- Blasenentzündungen
- Allergien
- Hauterkrankungen

Bestehen nach einer akuten Virus- oder Bakterienerkrankung noch Beschwerden, wie z. B. Müdigkeit, Muskelschmerzen, Schwindel, Kopfweh, eignen sich Nosoden sehr gut zur »Ausleitungs- und Entgiftungstherapie«. Die Dosierung erfolgt dabei nach einem ansteigenden Schema, d. h. man beginnt mit ganz geringer Dosis, z. B. 1 Tropfen täglich, und steigert dann langsam auf 5 bis 10 Tropfen. Bei Beachtung der richtigen individuellen Dosierung sind keine Nebenwirkungen zu befürchten.

K

Kirlian-Fotografie

Der russische Elektroingenieur Semjon Kirlian entwickelte in der Zeit zwischen 1940 und 1960 ein besonderes Fotografierverfahren zur Darstellung von sogenannten Energiefeldern. Er nannte diese Technik »Elektrofotografie im Hochfrequenzfeld«.
Bei diesem Verfahren kann ein beliebiges organisches Material, wie z. B. ein Blütenblatt, eine Hand, ein Fuß, mittels einer Elektrode, eines Fotopapiers und eines hochfrequenten elektrischen Feldes zum »Strahlen« gebracht werden.
Zur Herstellung eines Kirlian-Fotos von einer menschlichen Hand muss diese in einem abgedunkelten Raum auf ein Fotopapier gelegt werden, das sich in einer speziellen Apparatur befindet. Dann wird die Hand von einer nicht spürbaren elektrischen Entspannungsladung durchflossen. An den Fingerkuppen kommt es nun zu einem besonderen Entladungsmuster. Wird der Film entwickelt, sieht man an den Stellen, wo die Fingerkuppen aufgelegen haben, einen Strahlenkranz, die sogenannte Entladungskorona.

In den 70er-Jahren kam der deutsche Heilpraktiker Peter Mandel auf die Idee, die Kirlian-Fotografie als ganzheitliches Diagnoseverfahren zu verwenden. Er verglich die Entladungskorona mit anderen energetischen Messverfahren, z. B. der Elektroakupunktur nach Voll (siehe Seite 52), und kam zu dem Schluss, dass sich aus dem Kirlian-Strahlenkranz Aussagen über den physischen und psychischen Zustand eines Menschen machen lassen.
In Anlehnung an Voll und auch an die chinesische Akupunktur benutzte er bei seinen Messungen die Finger- und Zehenkuppen, da sich hier die Anfangs- und Endpunkte der Akupunktur-Meridiane befinden. Zur Interpretation des Strahlenkranzes entwickelte Mandel eine Art Landkarte. So werden gewisse Zonen an Zehen und Fingern gewissen Organen,

Abschnitten der Wirbelsäule, biochemischen Funktionen und psychischen Verhaltensweisen zugeordnet. Mandel nannte diese von ihm neu entwickelte Diagnosemethode dann energetische Terminalpunkt-Diagnose (ETD).

Der Strahlenkranz eines völlig gesunden Menschen zeigt eine harmonische, geschlossene Energiekorona. Bestehen gesundheitliche Störungen, egal ob auf körperlicher oder seelischer Ebene, verändert sich die Energiekorona. Ein erfahrener Therapeut kann dann anhand dieses veränderten Energiebildes eine ganzheitliche Diagnose stellen. Teilweise lassen sich aus einem Kirlian-Foto bereits Aussagen über Schwächen und Funktionsstörungen machen, bevor die Erkrankung überhaupt ausgebrochen ist. Die Kirlian-Fotografie kann deshalb sowohl zur Gesundheitsvorsorge als auch zur Abklärung unklarer Krankheitszustände benutzt werden. Anhand der gefundenen Informationen aus den jeweiligen Bildern können dann genaue individuelle Therapiekonzepte erarbeitet werden. Die Therapie kann dann wiederum durch die anschließend gemachten Bilder kontrolliert und der jeweilig veränderten Situation angepasst werden.

Für die Kirlian-Fotografie gibt es keine vorgeschriebene Ausbildung. Von den Geräteanbietern werden Ausbildungs- und Informationskurse angeboten.

Achtung: Nicht geeignet für Personen mit

- Herzschrittmacher
- fortgeschrittener Herzschwäche
- ausgeprägten Herzrhythmus-Störungen

Kneipp-Therapie

Untrennbar ist die Kneipp-Therapie mit ihrem Namensgeber und Begründer Sebastian Kneipp verbunden. Wie so oft in der Medizin, ist auch die Entdeckung und Entwicklung der Kneipp-Therapie mit dem Lebensschicksal ihres Gründers verbunden: Sebastian Kneipp wurde 1821 als Sohn armer Weber in Stephanskirchen im Allgäu geboren. Schon sehr früh musste er mit schwerer körperlicher Arbeit zum Unterhalt der Familie beitragen. Bereits in früher Jugend entstand der Wunsch, Priester zu werden. Nach vielen Mühen und Entbehrungen konnte er dank der finanziellen Hilfe eines Verwandten das Priesterseminar in Dillingen besuchen. Seinem Ziel, Priester zu werden, ein Stück näher gekommen, erkrankte er, wahrscheinlich als Folge seiner entbehrungsreichen Kindheit, an Lungentuberkulose. Die behandelnden Ärzte bezeichneten seinen Krankheitszustand als hoffnungslos. Kneipp gab aber die Hoffnung nicht auf und suchte selbstständig in Büchern nach Behandlungsmöglichkeiten. Dabei fiel ihm ein Buch des Arztes Siegmund Hahn in die Hände. Das Buch, 1737 verfasst, trug den vielversprechenden Namen: »Die wunderbare Heilkraft des frischen Wassers bei dessen innerlichem und äußerlichem Gebrauch auf die Leiber der Menschen …«

Durch dieses Buch angeregt, erprobte er die Kraft des Wassers am eigenen Leib. Von Dillingen läuft er nachts an die vier Kilometer entfernte Donau, taucht kurz in die eiskalten Fluten und eilt dann wieder zurück. Im Klostergarten macht er heimlich Gießkannen-Güsse mit dem Brunnenwasser. Nach und nach geht es ihm besser und schließlich ist er nach einer zweijährigen Kur geheilt. Im Jahr 1855 kommt er als Beichtvater nach Wörishofen. Neben seiner geistlichen Tätigkeit kümmert er sich immer öfter um Hilfe suchende Kranke.

Durch die persönlichen Erlebnisse bestärkt, wird das Wasser sein wichtigstes Heilmittel. Die Wasseranwendungen verbessert er ständig und ergänzt seine Behandlung durch die Verordnung von Heilpflanzen und durch Ratschläge zur Ernährung und Lebensweise.

Seine Erfolge sprechen sich herum, der Zustrom von Hilfesuchenden wird immer größer. Er gründet eine Heil- und Badeanstalt und veröffentlicht zahlreiche Bücher. Aus der Kneipp-Lehre entwickelt sich eine regelrechte Kneipp-Bewegung. Ein Laienverein mit dem Namen Deutscher Kneipp-Bund entsteht. Aber auch zahlreiche Ärzte sind von seiner Methode überzeugt, es entsteht der Kneipp-Ärztebund.

Im Jahr 1897 stirbt Kneipp in Wörishofen. Seine Lehre aber lebt bis heute weiter und der Kurort Bad Wörishofen ist immer noch der bedeutendste Kneipp-Kurort.

Kneipp prägte noch zu seiner Lebenszeit den Satz: »Haltet meine Lehre rein!« Er meinte damit, dass gesundes Leben und naturgerechtes Heilen in einem ganzheitlichen Sinn von der Einheit von Körper-Geist-Seele ausgeht. Die Kneipp-Lehre ruht auf »fünf Säulen«:

- Wasseranwendungen
- Heilpflanzen
- Bewegung
- Ernährung
- Lebensordnung

Auch die moderne Kneipp-Therapie berücksichtigt diese fünf Säulen und legt gesteigerten Wert auf eine enge Verknüpfung dieser fünf Grundelemente.

Wasseranwendung

Die Grundidee jeder Wasseranwendung ist die Anregung der Selbstheilungskräfte durch einen äußeren Reiz. Durch die kalten und wechselwarmen Anwendungen entsteht eine durchblutungsfördernde und gefäßtrainierende Wirkung. Dadurch kommt es zu einer günstigen Beeinflussung des gesamten Herz-Kreislauf-Systems und zur Verbesserung zahlreicher Stoffwechselvorgänge. Die Kneipp-Wasseranwendungen eignen sich sowohl für die Selbstbehandlung zu Hause als auch zur kurmäßigen Anwendung in einer Kurklinik oder einem Krankenhaus, wobei die Selbstbehandlung vor allem der allgemeinen Gesunderhaltung dient. Anleitung für die Durchführung findet man in entsprechenden Büchern. Die Behandlung von Krankheiten gehört in die erfahrenen Hände eines Therapeuten.

Heilpflanzen

Kneipp beschreibt in seinen Büchern etwa 80 Heilpflanzen, in deren Verwendung er sich stark an volksmedizinischen Erfahrungen orientiert. Er verwendet sie äußerlich zu Bädern, Inhalationen, Wickeln oder als Einreibung in Salben- oder Ölform. Innerlich empfiehlt er die Heilpflanzen als Kräutertee-Kur oder benutzt frische Pflanzenpresssäfte zur »Blutreinigung«.

Bewegung

Nach Kneipp sollte der Körper 3-mal pro Woche richtig in Schwung gebracht werden. Muskeln und Gelenken sollten dabei gekräftigt und der Kreislauf angeregt werden. Durch das Schwitzen kommt es zur Ausleitung und Entgiftung von »Schlackenstoffen« über die Haut.

Ernährung

Die Kneipp'schen Ernährungsvorschriften waren relativ einfach. Sie orientierten sich überwiegend an der »bayerischen Hausmannskost«. Die Nahrungsmittel sollten allerdings möglichst naturbelassen, vitaminreich und leicht sein.

Lebensordnung

Diese fünfte Säule bezeichnet man heute mit dem Begriff »Ordnungstherapie«. Der Grundgedanke bei der Ordnungstherapie ist die Herstellung von körperlicher und seelischer Harmonie. Kneipp ging damals von priesterlichen Disziplinvorstellungen aus.
Heute umfasst die Ordnungstherapie neben der allgemeinen Gesundheitsberatung auch verschiedene Entspannungsverfahren und psychotherapeutische Therapien.

Um dem Vorwurf der »Kurpfuscherei« zu entgehen, hielt Kneipp seine Sprechstunde immer in Anwesenheit von Ärzten ab. Eine Zusammenarbeit mit Heilpraktikern lehnte er aus diesem Grunde ab.

Die Ausbildung zum Arzt für Naturheilverfahren umfasst neben verschiedensten naturheilkundlichen Therapien auch alle Elemente der Kneipp-Lehre. Die Ausbildung zum Kneipp-Arzt kann über den Kneipp-Ärztebund durchgeführt werden.

L

Lichttherapie

Licht ist Leben: Jeder kennt das angenehme Gefühl, an einem Sommertag die warmen Sonnenstrahlen auf der Haut zu spüren. In der trüben Winterzeit oder bei überwiegendem Aufenthalt in geschlossenen Räumen, die nur mit Kunstlicht erhellt sind, bekommt der Körper zu wenig Licht. Für manche Menschen können sich aus diesem »Lichtmangel« Beschwerden wie Müdigkeit, Antriebsschwäche, Lustlosigkeit entwi-

ckeln. Dieses Beschwerdebild bezeichnet man dann als Winterdepression. Aber auch eine Schwächung des Immunsystems kann auftreten.
Die Idee, das Sonnenlicht als Heilmittel einzusetzen, kam bereits im 19. Jahrhundert auf. Der Schweizer Arnold Rikli (1823–1906) eröffnete 1855 die erste Sonnenbadeanstalt. Heute wird Licht und Klima zu therapeutischen Kuraufenthalten genutzt. Dafür eignen sich besonders die Hoch- und Mittelgebirge sowie die Küstengebiete.
Da das Sonnenlicht letztlich aber begrenzt zur Verfügung steht, wurde die Lichttherapie mit speziellen Lampen entwickelt. Diese Lampen besitzen eine Lichtstärke von 2500 bis 8000 Lux. Zum Vergleich: Ein normales Büro hat nur 500 bis 700 Lux.

Eine Lichttherapiesitzung dauert, je nach Lichtstärke, 20 Minuten bis 2 Stunden. Dabei lässt man während der »Lichtbehandlung« die Augen geöffnet, da über die Netzhaut des Auges die effektivste Lichtwirkung erzielt wird.
Um Nebenwirkungen zu vermeiden, werden bei der Lichttherapie die schädlichen UV-Strahlungen herausgefiltert. Eine Lichttherapie eignet sich wegen der allgemein stärkenden Wirkung bei

- Infektanfälligkeit
- ständiger Müdigkeit
- depressiven Verstimmungen
- Schlafstörungen

Die Behandlung von Hauterkrankungen wie Schuppenflechte mit Licht ist als medizinische Lichttherapie anzusehen. Sie erfordert eine spezielle Einrichtung.

Achtung: Unkontrolliertes, zu langes Sonnenbaden ist gefährlich. Es erhöht die Gefahr der Entstehung von Hautkrebs.

Magnetfeldtherapien

M

Dass wir von Magnetfeldern umgeben sind, wissen wir nicht erst seit der Diskussion um die schädliche Strahlung von Handys, Mobilfunksendemasten, Computerbildschirmen und Fernsehgeräten. Alle Lebewesen besitzen ein eigenes Magnetfeld. Dass der menschliche Organismus durch natürliche Magnetfelder beeinflusst wird, wusste man bereits in der Antike und im alten China. Die Magnetfeldtherapie will nun Störungen dieses körpereigenen Systems wieder in Ordnung bringen.

Magnetfeldtherapie

Der Einsatz künstlicher Magnetfelder war erst mit der Entdeckung des elektrischen Stroms möglich, denn dieser ist immer von einem Magnetfeld umgeben. Auf diese Weise können auch magnetische Felder verschiedenster Stärke und Frequenz erzeugt werden. Die therapeutische Wirkung der Magnetfelder beruht auf einer Aktivierung der Sauerstoffversorgung der Zellen, wodurch es zu einer Anregung des Zellstoffwechsels kommt.

Die eher starken »statischen Magnetfelder« werden vorwiegend bei orthopädischen Beschwerden eingesetzt, wie z. B. Kniearthrose, Hüftarthrose und bei Lockerung künstlicher Hüftgelenke. Die eher schwachen »pulsierenden Magnetfelder« haben eine breitere Einsatzmöglichkeit. Der Anwendungsbereich umfasst

- Sportverletzungen
- Wundheilungsstörungen
- Arthrose, Osteoporose
- Durchblutungsstörungen
- Schmerzen in Muskeln und Gelenken

Eine Magnetfeldtherapie dauert ca. 30 Minuten und umfasst 8 bis 15 Behandlungen. Nebenwirkungen sind nicht zu befürchten.

Achtung: Bei Patienten mit Herzschrittmachern, schweren Herzerkrankungen, Tumorerkrankungen und in der Schwangerschaft darf die Magnetfeldtherapie **nicht** durchgeführt werden.
Hinweis: Die Verwendung von Magneten in Form von Magnetmatten, Magnetbändern und Magnetbandagen ist heute weit verbreitet. Ein wissenschaftlicher Nachweis über deren Wirksamkeit konnte noch nicht erbracht werden.

Pulsierende-Signal-Therapie (PST)

Die Pulsierende-Signal-Therapie ist eine besondere Form der Magnetfeldtherapie. Sie arbeitet mit elektromagnetischen Signalen, die in ihrer Intensität, Dauer und Frequenz den natürlichen, körpereigenen Signalen entsprechen. Die regenerierende Wirkung auf die Knorpelzellen der Gelenke ist besonders effektiv. Sie eignet sich von daher zur Behandlung von schmerzhaften, degenerativen Gelenkerkrankungen.

Mesotherapie

Der französische Arzt Michel Pistor entwickelte in der 1950er-Jahren diese Therapieform. Er stützte sich auf die Beobachtung, dass bereits eine sehr geringe Menge eines Medikaments, möglichst nah an den Ort des krankhaften Geschehens verabreicht, rasche Besserung bewirkt.

Er ging dabei von folgender Überlegung aus: Normalerweise werden Medikamente, die geschluckt oder gespritzt werden, auf ihrem Weg durch den menschlichen Körper auf verschiedenste Art und Weise verstoffwechselt. Dabei verlieren sie einen Teil ihrer Wirkung. Um diesen Verlust auszugleichen, werden sie entsprechend hoch dosiert. Nebenwirkungen sind dadurch häufig. Die Mesotherapie geht nun einen völlig anderen Weg: Nur ein kleiner Teil der sonst üblichen Dosierung wird direkt an den Ort der Störung gespritzt. Pistor bezeichnete dieses Prinzip mit den Worten »Wenig, selten, aber am richtigen Ort«.

An einem Beispiel soll diese Vorgehensweise der Mesotherapie nochmals genau erklärt werden. Besteht bei einem Patienten eine schmerzhafte Kniearthrose, bekommt er üblicherweise ca. 2 bis 3 Milliliter eines entzündungshemmenden Medikaments in den Gesäßmuskel gespritzt oder er nimmt die entsprechende Menge in Tablettenform ein. Bei der Mesotherapie wird ein »Schmerzcocktail« gemischt. Er besteht aus 1 Milliliter Procain, ca. 2 Tropfen des entzündungshemmenden Medikaments und ca. 2 Tropfen eines durchblutungsfördernden Medikaments. Diese Mischung wird dann mit einer speziellen Technik rund um das Knie wenige Millimeter in die Haut eingespritzt. Sie erreicht genau den Ort der Beschwerden. Der restliche Körper bleibt aber von der Behandlung unberührt, wodurch keine Nebenwirkungen auftreten.

Die Mesotherapie eignet sich für zahlreiche Beschwerden, besonders wirksam ist sie bei

- Gelenk-, Rücken- und Muskelschmerzen
- Durchblutungsstörungen
- Sportverletzungen
- Abwehrschwäche
- Kopfschmerzen und Migräne

In Frankreich ist die Mesotherapie sehr verbreitet und wird bereits an einigen Universitäten in der Medizinerausbildung gelehrt. In Deutschland kann sie von Ärzten in Kursen nach einem anerkannten Ausbildungsprogramm erlernt werden.

Mikrobiologische Therapie

Die Idee und die Erfolge der mikrobiologischen Therapie beruhen auf der Tatsache, dass das harmonische Zusammenleben von Bakterien und Menschen für die Gesundheit von großer Bedeutung ist. Eine überragende Bedeutung spielen dabei die Bakterien, die sich auf der Schleimhaut des Verdauungstraktes befinden.

Die Erforschung der menschlichen Darmflora begann Ende des 19. Jahrhunderts. Sie ist untrennbar mit dem Namen Theodor Escherich verbunden. Im Jahr 1885 entdeckte er einen der wichtigsten Vertreter der Darmflora. Zu seinen Ehren wurde dieses Bakterium später *Eschericha Coli* genannt.

Der deutsche Arzt Alfred Nissle entdeckte im Jahr 1917 die Bedeutung der »gesunden Darmflora«, die sich aus einer großen Anzahl verschiedenster Bakterien zusammensetzt.

Man nimmt an, dass es ca. 150 verschiedene Bakterien mit zusammen etwa 10^{14} lebenden Zellen gibt. Mit dieser überaus großen Anzahl Bakterien lebt der Mensch in einer Art Symbiose, unter diesem Begriff versteht man das Zusammenleben artverschiedener Organismen zum gegenseitigen Nutzen.

Zwei Hauptnutzen hat der Mensch von einer normalen Darmflora:

- Darmbakterien erbringen eine große Stoffwechselleistung. Sie können Vitamine (Vitamin B1, B2, B6, B12, K) herstellen. Daneben sind sie an der Verstoffwechselung von Fettsäuren und Gallensäuren beteiligt und wirken effektiv an der Entgiftung von Schadstoffen, die bei der Verdauung entstehen können, mit.
- Die zweite wichtige Funktion kann man als eine Art »Abwehrfunktion« bezeichnen. Die Bakterien schützen quasi als Abwehrbarriere die Darmschleimhaut vor schädlichen Substanzen. Kommt es nun zu einer Störung der gesunden Darmflora, führt das zu verschiedensten Beschwerden und Krankheiten. Die Ursachen für eine Störung der Darmflora sind vielfältig. Infrage kommen vorwiegend Durchfallerkrankungen, Ernährungsfehler und die Einnahme von Antibiotika. Durch diese Faktoren kommt es zu einer Fehlbesiedelung des Darms mit störenden Mikroorganismen. Diesen Zustand nennt man Dysbiose. Um diese Dysbiose wieder auszugleichen, wird eine mikrobiologische Therapie, gelegentlich spricht man auch von Symbiosetherapie, eingeleitet.

Vor der Therapie wird zuerst anhand einer Stuhlprobe eine genaue Analyse der Darmflora erstellt. Die fehlenden physiologischen Darmbakterien können dann durch entsprechende Präparate zugeführt werden.
Besteht eine massive Störung, erfolgt zuerst eine spezielle Darmsanierungsbehandlung. Eine mikrobiologische Therapie ist somit immer eine individuell abgestimmte Behandlung. Sie dauert mindestens 4 Wochen, kann sich aber auch über 4 bis 6 Monate erstrecken.

Nebenwirkungen und Gegenanzeigen sind bei Beachtung der entsprechenden Therapieregeln nicht zu erwarten. Eventuell kann es bei der oralen Einnahme zu Verdauungsbeschwerden wie Blähungen, Verstopfungen oder Durchfall kommen.

Der Anwendungsbereich der mikrobiologischen Therapie ist recht groß:

- Blähungen
- Verstopfung
- Durchfall
- chronische Darmentzündung
- Lebererkrankung
- Allergien
- chronische Infektanfälligkeit
- Hauterkrankungen, wie Akne, Neurodermitis
- Kopfschmerzen / Migräne

Die Ausbildung in mikrobiologischer Therapie ist ein Bestandteil der Fortbildung zum Arzt für Naturheilverfahren. In Heilpraktikerschulen werden Kurse angeboten.

Mykotherapie

Unter Mykotherapie versteht man die Verwendung von speziellen Pilzen zu Heilzwecken, wie sie seit 4000 Jahren in der chinesischen Heilkunde Tradition ist, denn die alten Chinesen schrieben den Pilzen Glück, Langlebigkeit und Gesundheit zu.

Auch in Europa muss es ein Wissen über die Wirkung von Pilzen gegeben haben, das allerdings inzwischen völlig verloren gegangen ist,

denn in der europäischen Heilkunde werden Pilze heute nicht mehr benutzt. Das sicherlich früheste Zeugnis über die Verwendung von Pilzen fand sich bei der Untersuchung der weltberühmten Gletschermumie aus dem Ötztal. Der »Ötzi«, wie man diesen 5000 Jahre alten Steinzeitjäger nennt, trug eine Kette mit aufgefädelten Birkenporlingen bei sich. Von diesem Pilz weiß man, dass er eine therapeutische Wirkung bei Magenbeschwerden hat. Auch zur Blutstillung kann er verwendet werden. Noch in den Schriften der Heiligen Hildegard von Bingen finden sich Hinweise auf die Heilwirkung von Pilzen.
Die Mykotherapie, wie sie heute wieder vereinzelt vorkommt, bezieht deshalb ihr Wissen hauptsächlich aus der chinesischen Medizin. Die verwendeten Pilze sind überwiegend chinesische Pilze. Sie tragen so exotische Namen wie Ling Zhi, Shii-take, Maitake.

Eine der Hauptwirkungen der Heilpilze kann man als immunstimulierend bezeichnen. Sie eignen sich zur unterstützenden Therapie bei Tumorerkrankungen und bei allgemeiner Abwehrschwäche. Die Nebenwirkungen einer Chemotherapie, wie z. B. das Absinken der weißen Blutkörperchen, sollen so rascher ausgeglichen werden können. Beim Erschöpfungssyndrom und bei Hormonmangel in den Wechseljahren sollen sie ebenfalls wirksam sein. Neuerdings werden auch gute Wirkungen bei Bluthochdruck, Diabetes und bei Allergien beschrieben.
Nebenwirkungen sind bei der Anwendung von Heilpilzen kaum aufgetreten. Wegen ihrer immunmodulierenden Wirkung sollten sie allerdings bei den sogenannten Autoimmunerkrankungen nicht eingesetzt werden.

Eine vorgeschriebene Ausbildung in Mykotherapie gibt es nicht. Eine Fortbildung für Heilpraktiker und Ärzte bietet das Institut für Ernährung und Pilzheilkunde an.

N Neuraltherapie

Die Namen der Brüder Ferdinand und Walter Huneke sind untrennbar mit dem Begriff Neuraltherapie verbunden. Sie entwickelten in den 1920er-Jahren aus einem bereits in gewissem Umfang vorhandenen Wissen über die Wirkung des Arzneimittels Procain eine eigene Therapieform. Im Rahmen ihrer Forschungen fanden sie heraus, dass Procain, gezielt an die richtige Stelle gespritzt, über gewisse Reflexzonen einen Heileffekt auslöst. In den ersten Jahren nannten sie dieses Verfahren »Segmenttherapie mit Lokalanästhetika«.
Im Jahr 1940 beobachtete dann Ferdinand Huneke erstmals bei einer Behandlung ein besonderes Phänomen: Bei einer Patientin mit Schmerzen in der Schulter, die bereits mehrfach im Segment ohne Erfolg behandelt worden war, spritzte er am Unterschenkel eine alte Narbe an. Schlagartig hörten daraufhin die Schmerzen in der Schulter auf. Huneke beobachtete noch weitere solcher Fälle und schloss daraus, dass es einen Zusammenhang gibt zwischen dem Störfeld Narbe und anderen Körperbereichen. Beide Therapien, die Segmenttherapie und die Störfeldtherapie, werden heute unter dem Begriff »Neuraltherapie nach Huneke« zusammengefasst.
Der Wirkungsmechanismus der Neuraltherapie ist noch nicht genau nachgewiesen. Man geht aber davon aus, dass über Reflexbahnen des neurovegetativen Nervensystems entsprechende Heilreaktionen ausgelöst werden.

Bei einer Neuraltherapie wird je nach Beschwerden eine unterschiedliche Injektionstechnik angewendet. Die verbreitetste Technik ist die Injektion in Quaddelform. Hierbei wird das Mittel mit der Kanüle wenige Millimeter tief in die Haut gespritzt. Dabei entsteht eine Hautquaddel. Dieses Vorgehen eignet sich bei akuten und chronischen Schmerzzuständen wie

- Rückenschmerzen
- Hüft- und Knieschmerzen
- Kopfschmerzen und Migräne
- rheumatischen Schmerzen

Auch Funktionsstörungen innerer Organe lassen sich über das entsprechende Reflexzonensegment mit der Quaddeltechnik behandeln.
Bringt diese Behandlung nur einen geringen Erfolg, können mit einer speziellen Technik auch die tief liegenden Nervenschaltknoten – Ganglion und Grenzstrang – angespritzt werden. Diese Technik ist allerdings nicht ungefährlich, da dabei oft recht tiefe Injektionen gemacht werden. Sie sollten nur von erfahrenen Therapeuten durchgeführt werden.
Ein weiteres effektives therapeutisches Vorgehen besteht in der Ausschaltung von Störfeldern. Es gibt eine Reihe sogenannter störfeldverdächtiger Areale, dazu zählen z. B. Zähne, Mandeln, Nasennebenhöhlen und Narben. Die Neuraltherapie geht dabei von zwei Leitsätzen aus: »Jede chronische Krankheit kann störfeldbedingt sein« und »Jede Stelle des Körpers kann zum Störfeld werden«. Bei einer neuraltherapeutischen Behandlung werden deshalb nach genauer Befragung alle störfeldverdächtigen Bereiche angespritzt.
Nebenwirkungen sind bei richtig durchgeführter Injektion kaum zu befürchten. Gelegentlich kann es zu einem blauen Fleck kommen.

Achtung:
- Nicht angewendet werden darf die Neuraltherapie bei bekannter Allergie auf das Medikament – dies ist aber äußerst selten der Fall.
- Tiefe Injektionen nicht bei Blutgerinnungsstörungen durchführen.

Die Neuraltherapie wird im Rahmen der Ausbildung zum Arzt für Naturheilverfahren in den wichtigsten grundsätzlichen Bereichen erlernt.

Heilpraktiker können die Neuraltherapie in Kursen erlernen. Eine vorgeschriebene Ausbildung gibt es dabei aber nicht.

O

Ölziehkur

In der Volksheilkunde der Ukraine und Russlands ist die Ölziehkur schon lange bekannt. Russische Mediziner haben sich mit dieser Methode beschäftigt und konnten ihre Wirksamkeit bestätigen. Durch einen Vortrag des russischen Arztes F. Karach, den er auf einem Onkologenkongress hielt, wurde das Ölziehen auch in Deutschland bekannt. Über den Wirkmechanismus liegen keine wissenschaftlichen Veröffentlichungen vor. Man geht aber davon aus, dass beim Ölziehen durch das Pflanzenöl fettlösliche Giftstoffe gebunden werden und somit eine Ausleitung von Toxinen erfolgen kann. Die zahlreichen positiven Erfahrungsberichte bestätigen jedenfalls die Heilerfolge einer Ölziehkur.

Eine Ölziehkur läuft nach folgendem Schema ab. Morgens nimmt man nüchtern und vor dem Zähneputzen 1 Esslöffel kaltgepresstes Sonnen- oder Olivenöl in den Mund. Im Mund wird dann das Öl hin und her bewegt, durch die Zähne gezogen, sprichwörtlich richtig gut durchgekaut. Die anfänglich dickliche Konsistenz des Öls wird durch den Speichel dünnflüssig. Während des Kauens darf nicht geschluckt werden, da es mit Schadstoffen belastet ist. Nach ca. 10 Minuten wird die Öl-Speichel-Mischung ausgespuckt. Die anfänglich gelbliche Farbe des Öls hat sich jetzt geändert, meistens ist sie weiß-grau.
Nach dem Ölkauen muss der Mund gründlich mit lauwarmem Wasser ausgespült werden, anschließend Zähne putzen. Dieser Vorgang muss

kurmäßig ca. 2 bis 4 Wochen lang täglich durchgeführt werden. Nebenwirkungen sind bei einer Ölziehkur nicht bekannt.

Eine Ölziehkur eignet sich bei

- Erkrankungen des Zahnfleisches
- chronischen Erkrankungen der Nasennebenhöhlen
- Infekten im Mund-Rachen-Bereich
- Infektanfälligkeit
- Hauterkrankungen
- zur allgemeinen Entgiftung, z. B. bei Amalgambelastung, Umweltbelastungen

Orthomolekulare Medizin

Die orthomolekulare Medizin versteht sich als ein therapeutisches Verfahren, das ausschließlich mit Substanzen wie Vitaminen, Aminosäuren, Mineralien und Spurenelementen arbeitet, die im menschlichen Körper normalerweise grundsätzlich vorhanden sind.

Die Anfänge dieser Methode finden sich bereits in den 1930er-Jahren. Der deutsche Internist W. Stepp propagierte in seinem 1937 erschienenen Buch ausdrücklich die »Vitamintherapie«. Der Wert und Nutzen einer solchen Therapie wurde aber zu seiner Zeit nicht richtig erkannt.

Durch die Forschungen des amerikanischen Biochemikers und zweifachen Nobelpreisträgers Linus Pauling (1901–1994) erfuhr die orthmolekulare Medizin einen größeren Bekannheitsgrad. In Amerika erlebte sie einen rasanten Aufschwung, dennoch gibt es heute eine recht kontroverse Diskussion über den Stellenwert der orthomolekularen Medizin. So vertritt die Schulmedizin die Auffassung, dass bei einer gesunden, ausgewogenen Vollwertkost der Körper ausreichend mit den lebensnotwendigen »Mikronährstoffen« versorgt wird. Die orthomolekulare Medizin geht aber davon aus, dass aufgrund unserer veränderten Lebenssituation ein erhöhter Bedarf an Mikronährstoffen besteht. Die veränderten Lebenssituationen sind vielfältig, dazu zählen:

- erhöhte Umweltbelastung durch Schadstoffe
- Belastung der Nahrungsmittel durch Pestizide, Herbizide u.a.
- überdüngte, ausgelaugte Böden
- unreife Ernte und künstliche Nachreifung
- Industrialisierung der Nahrungsmittel
- Rauchen, übermäßiger Alkoholkonsum

Der moderne Mensch ist täglich diesen Situationen ausgesetzt und braucht zu seiner Gesunderhaltung eine entsprechende Menge lebenswichtiger Mikronährstoffe. Zu diesen Mikronährstoffen, auch Vitalstoffe benannt, gehören folgende Substanzgruppen:

- Spurenelemente, wie z.B. Mangan, Selen, Kupfer
- Mineralstoffe, wie z.B. Calcium, Magnesium, Kalium
- Vitamine, wie z.B. Vitamin C, B-Vitamine
- Aminosäuren
- Fettsäuren
- sogenannte bioaktive Stoffe

O

Die große Kunst der Therapeuten, die mit der orthomolekularen Medizin arbeiten, besteht darin, herauszufinden, welche Vitalstoffe ein Mensch benötigt. Erste und wichtige Anhaltspunkte ergeben sich aus einer ausführlichen Befragung zu der jeweiligen Lebenssituation. Eine weitere Möglichkeit besteht in einer speziellen Labordiagnostik. Dazu wird dem Patienten Blut abgenommen und in einem Labor, welches auf Vitalstoffanalytik spezialisiert ist, untersucht. Anhand der Befunde kann dann ein individueller Therapieplan aufgestellt werden.

Während die Labordiagnostik recht teuer ist, stellt die Applied Kinesiology (siehe Seite 19) eine effektive und auch relativ preiswerte Alternative dar. Anhand des Muskeltests können die benötigten Vitalstoffe genau ausgetestet werden.

Neben dem richtigen Vitalstoff ist auch die Dosierung von Bedeutung.

Die orthomolekulare Medizin eignet sich prinzipiell für die meisten Erkrankungen. Oft ist sie Bestandteil einer Begleitmaßnahme, einige Erkrankungen können ausschließlich mit ihr behandelt werden. Der Erfolg der Therapie ist dabei sicherlich auch von der Erfahrung des Therapeuten abhängig.

Wird die orthomolekulare Medizin im Rahmen einer allgemeinen Gesundheitsvorsorge eingesetzt, können Vitalstoffmischungen verwendet werden. Dabei sollte auf die qualitative Zusammensetzung und gute Bioverfügbarkeit geachtet werden. Hilfreich kann hier die Beratung durch einen entsprechend ausgebildeten Apotheker oder Arzt sein.

Osteopathie

Der amerikanische Arzt und Chirurg Andrew Taylor Still (1828–1917) entwickelte Ende des 19. Jahrhunderts ein überwiegend manuelles Diagnose- und Behandlungskonzept, mit dem er nicht nur Symptome behandeln, sondern die Ursache einer Krankheit finden wollte. Durch genaueste anatomische Studien stellte er fest, dass Strukturen wie Muskeln, Bänder, Sehnen, Faszien, Gelenke wie die Zahnräder eines Uhrwerks ineinandergreifen und miteinander in Beziehung stehen. Auch die inneren Organe, das Rückenmark und der Schädel sind mit diesen Körperregionen verbunden. Jede dieser einzelnen Strukturen im Körper lebt und bewegt sich.

Kommt es zu einer Funktionsstörung in dem Uhrwerk, bewegt sich also ein Zahnrädchen nicht, hat dies nicht nur eine Auswirkung am Ort des Geschehens, sondern es kommt auch zu weitergeleiteten Störungen an anderen Strukturen oder Organen. In der Osteopathie bezeichnet man eine solche Funktionsstörung als »osteopathische Läsion«.

Still beobachtete nun, dass der Körper die Fähigkeit besitzt, über Selbstregulationsmechanismen solche Funktionsstörungen wieder zu beheben. Kommt es aber im Körper über längere Zeit zu einer Fehl- oder Überbelastung, können die Selbstheilungskräfte nicht mehr ausreichend regulierend eingreifen. Die Struktur verändert sich, Krankheit ist dann die Folge. Die Osteopathie wirkt nun zielgerichtet mit manuellen Techniken auf diese funktionellen und strukturellen Veränderungen ein. Die osteopathische Läsion wird behoben, wodurch die Selbstregulationsmechanismen wieder ihre volle Kraft entfalten können.

Die Osteopathie kennt dabei grundsätzlich drei Ansatzbereiche:

- Strukturelle Osteopathie: Hier werden Muskeln, Sehnen, Faszien und Gelenke behandelt.

- Viszerale Osteopathie: Hier werden die Organe wie z. B. Nieren, Leber usw., und ihre »Haltebänder« behandelt.
- Cranio-sacrale Osteopathie: Hier werden Schädel und Kreuzbein behandelt.

Eine osteopathische Behandlung dauert etwa eine Stunde. Nach einer umfangreichen Anamnese und genauester Untersuchung werden die gefundenen Störungen ausschließlich mit der Hand behandelt. Dabei bedient sich der Osteopath verschiedenster sehr sanfter Techniken: Es wird gefühlvoll gelöst, gedehnt und bewegt. Im Unterschied zur Chirotherapie (Seite 56) wird nicht mit harten Impulsen gearbeitet. Je nach Schwere der Erkrankung sind mehrere Behandlungen erforderlich.
Die Osteopathie ist besonders hilfreich bei

- Rückenschmerzen
- Schmerzen an Gelenken
- Kopfschmerzen / Migräne
- funktionellen Störungen innerer Organe
- neurologischen Schmerzen
- Schlafstörungen bei Kindern
- Hyperaktivität wie ADS oder ADHS
- Therapie von »Schreibabys«

Die Osteopathie stößt an ihre Grenzen, wo die Selbstheilungskräfte des Körpers erschöpft sind, wie z. B. bei Tumorerkrankungen, schweren Infekten und Knochenveränderungen.

In Amerika wird die Osteopathie an einigen Universitäten gelehrt. Die Ausbildung dauert bis zu 5 Jahre und schließt mit einem Doktor für Osteopathie ab. In Deutschland gibt es keine vorgeschriebene Ausbildung. Verschiedene Institute bieten Kurse an.

Ozontherapie

In den Sommermonaten taucht häufig der Begriff Ozon in den Schlagzeilen der Tageszeitungen auf. In diesem Zusammenhang wird dann vor sportlichen Aktivitäten im Freien gewarnt, weil der Ozongehalt der Luft zu hoch ist. Scheint die Sonne einige Zeit sehr intensiv, steigt die Ozonkonzentration in der Luft an. Da Ozon ein giftiges Gas ist, kann es in höherer Konzentration eingeatmet zu Gesundheitsschäden kommen.
In der Medizin wird Ozon, eine besondere Form des Sauerstoffs mit nicht zwei, sondern drei Sauerstoffatomen, in einer entsprechenden Konzentration als Heilmittel eingesetzt. Das medizinisch verwendete Ozon besitzt je nach Konzentration verschiedene Wirkungen.

- Ozon in höherer Konzentration wirkt desinfizierend. Bakterien, Viren und Pilze werden zuverlässig abgetötet.
- Ozon in niedrigerer Konzentration besitzt komplexe biochemische Eigenschaften, da es mit der Zellmembran der roten Blutkörperchen reagiert. Dadurch können die roten Blutkörperchen mehr Sauerstoff abgeben, was zu einer Verbesserung der Sauerstoffversorgung im Gewebe führt. Außerdem werden die roten Blutkörperchen flexibler, d. h. sie können sich besser verformen und somit besser durch verengte Blutgefäße fließen. Auf die weißen Blutkörperchen besitzt Ozon eine aktivierende Wirkung. Dadurch kommt es zu einer Stärkung des Immunsystems.

Es gibt verschiedenste Möglichkeiten, Ozon einzusetzen. Die drei wichtigsten werden kurz beschrieben.

Kleine Ozon-Eigenblutbehandlung

Zuerst werden ca. 5 bis 10 Milliliter Blut aus der Vene entnommen. Dieses Blut wird dann in einer Spritze mit Ozon gemischt und dann in den Gesäßmuskel gespritzt.

Indikationen:

- Allergien
- Durchblutungsstörungen
- unterstützende Tumortherapie
- Asthma
- Furunkel, Akne
- Abwehrsteigerung

Große Ozon-Eigenblutbehandlung

In eine Ozon-Vakuumflasche werden 50 bis 200 Milliliter Blut aus der Vene entnommen. Dieses Blut wird mit einer entsprechenden Menge Ozon vermischt und anschließend wieder als Infusion verabreicht.

Indikationen:

- Durchblutungsstörungen
- Zustand nach Schlaganfall
- allgemeine Abwehrschwäche
- rheumatische Erkrankungen
- Erschöpfungszustände
- Viruserkrankungen wie z. B. Hepatitis und Herpes

Ozon-Unterdruckbehandlung

In einen luftdicht abschließenden Beutel oder eine Saugglocke wird mittels eines Schlauches Ozon in höherer Konzentration eingeleitet. Hier kann es direkt auf der Haut seine keimabtötende Wirkung entfalten.

Indikationen:

- Unterschenkelgeschwüre
- Dekubitus (Geschwür am Gesäß)
- nässende offene Wunden
- Fisteln
- Pilzerkrankungen
- Strahlenschäden

Bei sachgerechter Anwendung ist die Ozontherapie fast ohne Nebenwirkungen.

Achtung: Nicht behandelt werden sollte bei Herzinfarkt, Krampfanfällen, Überfunktion der Schilddrüse und in der Schwangerschaft.

Für die Durchführung einer Ozontherapie gibt es keine vorgeschriebene Ausbildung.

P

Phytotherapie

Phytotherapie ist die moderne Bezeichnung für eine uralte Heilmethode, nämlich die Heilpflanzentherapie (*phyto* = Pflanze). Deren Anfänge liegen in einer Zeit, aus der es keine schriftlichen Überlieferungen gibt, durch Funde aus steinzeitlichen Gräbern lassen sich aber Rückschlüsse ziehen. So wurden in 60 000 Jahre alten Gräbern Reste von Eibisch, Tausendgüldenkraut und Schafgarbe gefunden. In den Pfahlbauten am Bodensee fanden sich Samen von Mohn, Holunder, Kümmel und Schlehen. All diese Pflanzen werden auch noch heute in der Phytotherapie verwendet. Die ersten schriftlichen Aufzeichnungen zum Thema Phytotherapie stammen aus dem alten Babylon: Auf Tontafeln hat der König Hammurabi (1700 v. Chr.) sein »Regelbuch« mit Hinweisen auf die Verwendung von Heilpflanzen einritzen lassen. In der Antike und im Mittelalter waren Heilpflanzen die wichtigsten Arzneimittel. Zahllose Bücher zeugen von ihrer großen Bedeutung.

Die ersten wissenschaftlichen Untersuchungen auf ihre Inhaltsstoffe finden sich Anfang des 18. Jahrhunderts. Dem Apotheker Friedrich Wilhelm Sertürner gelang es 1805, aus dem Extrakt der Mohnpflanze das Morphium zu isolieren. Innerhalb kurzer Zeit wurden weitere Reinsubstanzen entdeckt. Damit entstand der Begriff Pflanzenwirkstoff.

Die heutige moderne Phytotherapie kennt von den meisten verwendeten Heilpflanzen die Inhaltsstoffe und Wirkprinzipien. Dabei stellt sich immer wieder heraus, dass die Beobachtungen der »alten Ärzte« und auch die Erfahrungen aus der Volksmedizin sich mit den neuen wissenschaftlichen Erkenntnissen decken. Ein gutes Beispiel hierfür sind die Forschungen über Johanniskraut. Schon im Altertum wurde diese Pflanze zur »Stimmungsaufhellung« eingesetzt. Neueste Untersuchungen bestätigen dieses Erfahrungswissen, denn Inhaltsstoffe des Johanniskrauts wirken im Gehirn. Sie blockieren Rezeptoren, die mit der Entstehung von Depression in Verbindung stehen.

Die Wirkung einer Heilpflanze aber nur auf einen Inhaltsstoff zu reduzieren, erwies sich oft als falsch. Eine Heilpflanze als »ganzes Naturprodukt« wirkt anders als eine isolierte Reinsubstanz. Um die Gesamtwirkung einer Heilpflanze zu erfassen, gibt es noch keine geeigneten Untersuchungsverfahren. Aus diesem Grund wird diese Therapieform auch noch heute, trotz zahlreicher genauer wissenschaftlicher Erkenntnisse, von der Schulmedizin nicht anerkannt.

Trotz dieser Einwände erfreut sich die Therapie mit Heilpflanzen in der Bevölkerung großer Beliebtheit, ca. 75 % der Bundesbürger haben gute Erfahrungen mit dem Einsatz von Heilpflanzen gemacht. Das liegt sicherlich daran, dass kaum mit Nebenwirkungen zu rechnen ist und dass sie ein breites Wirkspektrum besitzen. Drei große Anwendungsbereiche gibt es:

- Vorbeugung, z. B. zur Abwehrsteigerung, Nervenstärkung, Verdauungserleichterung
- Mitbehandlung bei chronischen Beschwerden, wie z. B. Altersherz, Gicht, rheumatische Beschwerden, chronische Bronchitis
- Akutbehandlung einfacher Beschwerden, wie z. B. Erkältungskrankheiten mit Husten und Schnupfen, Magen-Darm-Probleme, Schlafstörungen, Hauterkrankungen

Heilpflanzen können in verschiedenster Zubereitungsform verwendet werden. Sicherlich mit die ursprünglichste ist die Verwendung in Form eines Tees. Hierbei wird die getrocknete Pflanze mit heißem Wasser übergossen. Dieser Aufguss muss dann ca. 10 Minuten zugedeckt ziehen. Nach dem Abfiltern werden je nach Beschwerden 3 bis 5 Tassen täglich getrunken. Weitere Zubereitungsformen sind Kräuterfrischsäfte und Kräuterwein.
Diese Zubereitungsarten eignen sich gut für eine Selbstbehandlung.

Pflanzenextrakte in Tabletten- oder Tropfenform gehören in die Hand eines erfahrenen Therapeuten. Diese hoch dosierten Pflanzenextrakte besitzen meistens einen genauen Indikationsbereich. Damit es auch zu einer Wirkung kommt, müssen entsprechende Dosierungen genau beachtet werden. Auch bei den hoch dosierten Pflanzenextrakten sind kaum Nebenwirkungen zu befürchten. Es müssen aber bei einigen Pflanzenpräparaten Wechselwirkungen und Gegenanzeigen beachtet werden.

Im Rahmen der Ausbildung zum Arzt für Naturheilverfahren ist die Ausbildung in Phytotherapie genau vorgeschrieben. In der Heilpraktikerausbildung ist sie nicht geregelt. In den meisten Heilpraktikerschulen wird die Phytotherapie aber umfassend gelehrt.

Pilates-Methode

Die Pilates-Methode wurde von dem in Deutschland geborenen Joseph Hubert Pilates (1880–1967) entwickelt, der in seiner Kindheit an Rachitis, Asthma und rheumatischem Fieber litt. Da diese Krankheiten zu einer starken Beeinträchtigung seiner körperlichen Beweglichkeit führten, suchte er schon früh nach Hilfe. So versuchte er, durch Gymnastikmethoden seine Beweglichkeit wiederherzustellen. Auch Yoga und Zen-Meditation nutzte er für seine Zwecke. Sein Bemühen war so erfolgreich, dass er später als Zirkusartist und Bodybuilder sein Geld verdiente, in England arbeitete er später als Lehrer für Selbstverteidigung. In den Kriegsjahren des Ersten Weltkriegs beschäftigte er sich im Internierungslager intensiv mit Bewegungsabläufen und unterrichtete seine Mitgefangenen. Bei vielen entwickelte sich, trotz der Gefangenschaft, eine gute körperliche Konstitution. Nach dem Krieg kehrte er kurzzeitig nach Deutschland zurück, um dann 1923 nach Amerika auszuwandern. Dort eröffnete er ein Trainingsstudio für Bewegungslehre. Viele Tänzer, Sportler und Stars zählten zu seinen Kunden.
Die Grundidee der Pilates-Methode ist eine Zentrierung und Stabilisierung des Körpers. Erreicht wird dies durch eine Kräftigung und Aktivierung der tief liegenden kleinen Muskeln. Pilates nannte diese Grundübungen »Training des Powerhouse«. Gemeint sind damit die in der Körpermitte liegenden Muskeln rund um die Wirbelsäule, die Muskeln des Beckenbodens und die tiefe Rumpfmuskulatur.

Die Pilates-Methode ist in ihrem Trainingsablauf nach folgenden Prinzipien aufgebaut:

- **Kontrolle:** Genau kontrollierte Ausführung aller Übungen und Bewegungen; dadurch Stärkung der »Helfermuskeln«.
- **Konzentration:** Durch Konzentration auf die Bewegung sollen Körper und Geist in Harmonie gebracht werden.

- **Atmung:** Durch eine bewusste Atmung sollen Verspannungen vermieden werden; die Kontrolle über den Körper wird verstärkt.
- **Zentrierung:** Stärkung der Körpermitte, gemeint sind damit die Muskeln des »Powerhouse«.
- **Entspannung:** Durch bewusste Entspannung sollen Verspannungen erspürt werden, um sie dann aufzulösen.
- **Fließende Bewegung:** Alle Übungen werden langsam und fließend ausgeführt, es gibt keine Unterbrechung und keine abrupten Bewegungen.
- **Koordination:** Alle Bewegungsübungen gehen ineinander über und verstärken sich gegenseitig.

Die Pilates-Methode führt zu einer besseren Kondition und Bewegungskoordination; die Körperhaltung wird aufrecht und stabil, der Kreislauf wird angeregt. Sie eignet sich somit sehr gut zur allgemeinen Gesunderhaltung als auch zur Therapie bei

- Haltungsfehlern
- Rückenschmerzen
- Muskelverspannungen
- Kopfschmerzen

Bei richtig durchgeführten Übungsabläufen sind keine Nebenwirkungen zu erwarten.

In Deutschland gibt es bisher keine geregelte Ausbildung zum Pilates-Trainer.

PME – Progressive Muskelentspannung nach Jacobson

Der amerikanische Arzt Edmund Jacobson (1885–1976) entwickelte in den 1920er-Jahren die PME. Jacobson hat durch Messung von Muskelströmen festgestellt, dass es durch psycho-vegetative Belastung zu einer unbewussten Verspannung der Muskulatur kommen kann. Jacobson hatte die Idee, die vorhandene Muskelspannung zu lösen, indem er gezielt Anspannungs- und Entspannungsübungen durchführen lässt. Anhand von Muskelmessungen konnte er bestätigen, dass dieser Gedanke sinnvoll ist: Ein verspannter Muskel hatte nach der Übung eine geringere Spannung als vorher.

Eine PME-Behandlung erfolgt nach folgendem Prinzip:

- Der Patient nimmt eine bequeme Liege- oder Sitzstellung ein.
- Dann baut der Patient in einer bestimmten Muskelgruppe für ca. 5 bis 7 Sekunden eine maximale Spannung auf,
- anschließend lässt er die Muskelgruppe locker und entspannt fallen.

Beispiel für Schulter-Nacken-Muskelgruppe

Patient sitzt entspannt, schließt die Augen und atmet ruhig und gleichmäßig. Dann konzentriert er sich auf seine Schulter-Nacken-Muskulatur und zieht die Schultern maximal in Richtung Ohren. Nach 5 bis 7 Sekunden Schultern fallen lassen. Ganz bewusst auf die entspannten Schultern konzentrieren. Dieses Vorgehen ca. 2- bis 3-mal wiederholen.
Eine gesamte PME-Behandlung dauert ca. 45 Minuten, wobei man von den Händen über das Gesicht, den Nacken-Schulter-Bereich, Bauch, Beine und Füße alle Muskelgruppen durchübt.

Die PME-Behandlung eignet sich für

- Herz-Kreislauf-Beschwerden
- Bluthochdruck
- Schlafstörungen
- Migräne
- muskuläre Verspannungszustände

Nebenwirkungen sind keine bekannt.

PME-Kurse gibt es an Volkshochschulen oder ähnlichen Einrichtungen. Die Ausbildung zum PME-Therapeuten wird von verschiedenen Instituten angeboten.

Q

Qi Gong

Qi Gong ist eine Atem- und Meditationstherapie, die Bestandteil der Traditionellen Chinesischen Medizin – TCM – (siehe Seite 145) ist. Ihre Ursprünge reichen weit bis auf den chinesischen Arzt Hua-Tuo (112–207) zurück. Der genaue Naturbeobachter stellte fest, dass im Vergleich zum Menschen die Tiere über eine bessere Gesundheit verfügen. Dies führte er darauf zurück, dass die Tiere in bestimmten regelmäßigen Bewegungsfolgen leben. Aus diesen Beobachtungen entwickelte er die Übungen der Fünf Tiere (Kranich, Bär, Hirsch, Affe, Tiger). Diese Übungen bilden sowohl die Grundlage des Qi Gong als auch des Tai-Chi-Chuan.

Das Qi Gong arbeitet nach den Grundvorstellungen der chinesischen Medizin, dass ein harmonischer Energiefluss Gesundheit bedeutet. Dieser Energiefluss wird über drei Dimensionen angesprochen:

- Shen – bedeutet geistige Konzentration und innere Ruhe.
- Qi – bedeutet Leiten des Atems im Körper über die Meridiane.
- Xing – bedeutet Ausführung bestimmter Bewegung zur Aktivierung des Energieflusses.

Eine Qi-Gong-Übung fängt immer mit Konzentration auf die innere Ruhe an. Im Stehen, mit leicht gebeugten Knien, die innere Ruhe und den Atem zu spüren, ist die Grundvoraussetzung. Dann werden langsam spezielle Bewegungsfolgen durchgeführt. Diese tragen einen Tiernamen, z. B. Kranichübung. Durch die Bewegung wird der Energiefluss aktiviert. Es kommt sowohl zu einer allgemein gesundheitlichen Stärkung als auch zur Anregung der körpereigenen Selbstheilungskräfte.
Qi Gong eignet sich somit zur Gesundheitsvorsorge als auch zur Behandlung von Krankheiten wie

- Schlafstörungen
- Bluthochdruck
- funktionelle Magen- und Darmerkrankungen
- Asthma bronchiale

Qi Gong wird heute, ähnlich wie Yoga, von vielen Volkshochschulen oder ähnlichen öffentlichen Einrichtungen angeboten.

Die Ausbildung zum Qi-Gong-Lehrer wird von verschiedenen Instituten und Akupunktur-Gesellschaften durchgeführt.

R

Regena-Therapie

Die Regena-Therapie ist die Kurzbezeichnung für die von G. C. Stahlkopf entwickelte »Ganzheits-Zell-Regenerations-Therapie. Der Schweizer Biologe entwickelte in jahrelanger Forschungsarbeit die »Regenaplexe«, die aus homöopathischen Einzelmitteln bestehen. Diese sollen durch eine »biomolekulare Substanzumwandlung« eine besondere Regenerationskraft besitzen.
Stahlkopf ging bei der Entwicklung der Regena-Therapie davon aus, dass Gesundheit oder Krankheit davon abhängen, in welchem Verschlackungszustand sich die Körperzellen befinden. Krankheit ist demnach ein Zustand, über den der Körper versucht, sich selber zu reinigen (z. B. Eiter bei einer Halsentzündung, Hautausschlag). Nach Stahlkopf ist »Krankheit ein Heilbestreben« und kein Versagen der Körperabwehr. Mit den von ihm entwickelten Regenaplexen soll eine Entgiftung von Lymphe, Blut und Zellen erreicht werden. Anschließend werden die Regenerationskräfte aktiviert.
Es gibt ca. 300 verschiedene Regenaplexe, die durch Nummern gekennzeichnet sind. Die Auswahl der Mittel erfolgt nach ausführlicher Anamnese und gründlicher körperlicher Untersuchung. Spezielle Geräte sind nicht nötig. Für eine Behandlung werden in der Regel 3 bis 6 verschiedene Regenaplexe ausgewählt. Davon werden einige Tropfen in ein Glas Wasser gegeben, diese Mischung wird dann über den Tag verteilt getrunken. Eine Behandlung dauert je nach Krankheit unterschiedlich lang.

Die Regena-Therapie eignet sich ähnlich wie die Homöopathie für verschiedenste akute und chronische Krankheiten. Direkte Nebenwirkungen sind nicht bekannt. Gewisse Reaktionen sind als Heil- und Entgiftungsreaktion zu verstehen.

Für die Regena-Therapie gibt es keine vorgeschriebene Ausbildung.

Reiki

R

Der japanische Mönch Mikao Usui gilt als der geistige Vater des Reiki, über dessen Entstehungsgeschichte es verschiedene Legenden gibt. Auf jeden Fall setzt er sich der Begriff aus dem japanischen Wort für »Geist« (*rei*) sowie dem Wort für »Lebensenergie« (*ki*) zusammen.
Als buddhistischer Mönch lernte Usui die Tradition des Kiko. Kiko ist ähnlich dem chinesischen Qi-Gong (siehe Seite 128) eine Atem- und Meditationsübung, welche die Energieflüsse im Körper anregt. In vielen Kiko-Sitzungen erspürte Usui immer mehr die Bedeutung der harmonischen Energiezirkulation. Schließlich kam ihm 1922 in einer langen Meditationsübung eine Art Erleuchtung. Aus der Erkenntnis über den Fluss der Lebensenergie entwickelte er dann die Reiki-Behandlung, die das Ziel hat, durch eine Aktivierung der Lebensenergie eine Harmonisierung von Körper, Seele und Geist zu erreichen.

Eine Reiki-Behandlung beginnt mit einem Gespräch, anschließend legt sich der Patient hin und versucht sich durch Entspannung für den Energiefluss zu öffnen. Der Reiki-Therapeut stimmt sich auf den Patienten ein und versucht dann durch sanfte Berührung mit den Händen an Körper, Kopf, Beinen und Füßen den Energiefluss und den Energiebedarf des Patienten zu beeinflussen.
Bei der Behandlung gibt es sowohl vorbestimmte Berührungspunkte als auch je nach Beschwerden individuelle Berührungsflächen. Der Therapeut hält ca. 3 bis 5 Minuten die Hände am Körper und übt über seine Hände eine energieharmonisierende Wirkung aus. Eine Sitzung dauert ca. 1 Stunde. Je nach Beschwerden sind mehrere Sitzungen nötig. Nach der Behandlung sollte eine kleine Ruhepause eingelegt werden.

Reiki eignet sich sowohl zur Entspannungs- und Stressbehandlung, als auch bei verschiedenen Beschwerden wie

- Schlafstörungen
- Kopfschmerzen
- Rückenschmerzen
- funktionelle Herz- und Bauchbeschwerden

Nebenwirkungen sind nicht bekannt.

Eine Reiki-Ausbildung ist nicht genau geregelt. Nach dem Tod von Mikao Usui entstanden verschiedene Reiki-Organisationen. Bis heute gibt es Auseinandersetzungen, wer das »richtige« Reiki lehrt.

Rolfing

Die amerikanische Biochemikerin Ida P. Rolf entwickelte 1950 diese spezielle Massagetechnik, die man anfangs als »Strukturelle Integration« bezeichnete. Heute ist der Begriff »Rolfing« geläufig.
Ida Rolf ging bei der Entwicklung ihrer Behandlungsmethode davon aus, dass der Körper nicht aus voneinander unabhängigen einzelnen Strukturen besteht, sondern dass alle Strukturen miteinander in Verbindung stehen. Das verbindende Element dieser Strukturen, damit sind Muskeln, Bänder, Sehnen und Knochen gemeint, sind die Faszien. Diese sind eine Art Bindegewebe, welches die einzelnen Strukturen umhüllt. Sie halten alles zusammen und geben dem Körper Halt, Form und Gestalt. Faszien können verkleben und verhärten, dadurch schränken sie den Körper in seiner Beweglichkeit ein. Diese eingeschränkte Beweglichkeit hat eine veränderte Körperhaltung zur Folge.

Nach Ansicht von Ida Rolf sind die Körperhaltung und die Bewegungsmuster eines Menschen ein Ausdruck des jeweils individuellen Charakters. Viele Faktoren wirken im Laufe eines Lebens auf diese Strukturen ein. Als Wurzeln von Haltungsschäden erkannte Ida Rolf traumatische und seelische Einflüsse.
So können Unfälle mit Verletzungen, Verstauchungen und Brüchen zu traumatischen Haltungsschäden führen. Häufiger sind auch seelische Verletzungen, wie mangelnde Zuwendung in der Kindheit, sexueller Missbrauch, Trennung, Ängste und psychischer Stress die Ursache. All diese Komponenten führen zu einer unnormalen, verspannten Haltung. Umgangssprachlich gibt es oft treffende Bezeichnungen dafür, wie z. B. »Mir sitzt jemand / die Angst im Nacken« oder »Ich glaube, mir bricht das Kreuz«.

R

Im Rolfing versucht man, den Körper und dadurch auch die Seele wieder in eine harmonische »normale Haltung« zu bringen. Die Behandlung erfolgt ausschließlich mit Händen und Ellbogen.
Durch langsame massierende Bewegungen, die mit unterschiedlichem Druck ausgeführt werden, sollen die verklebten Faszien gelöst werden. Bei dicken Faszien wird mit starkem Druck – meistens wird dazu der Ellbogen benutzt – massiert. Diese Behandlung kann durchaus recht schmerzhaft sein. Bei dünnen Faszien wird nur leicht mit den Fingern die Verklebung gelöst.

Ein Behandlungszyklus umfasst ca. 6 bis 10 Sitzungen. Eine Sitzung dauert etwa 1 Stunde.
Das oberste Gebot eines Behandlungszyklus ist immer eine Therapie des gesamten Körpers mit dem Ziel einer Harmonisierung der Körperhaltung und Stabilisierung der psychisch-seelischen Ebene. Durch eine Rolfing-Behandlung können allerdings auch psychische Prozesse im Patienten ausgelöst werden. Eine psychotherapeutische Mitbehandlung ist dann unbedingt notwendig.

Der Indikationsbereich des Rolfings umfasst sowohl eine allgemeine Gesundheitsvorsorge wie auch Beschwerden und Krankheiten, wie

- chronische Schmerzen an Gelenken und Rücken
- Kopfschmerzen, Migräne
- Erschöpfungszustände

Die Ausbildung in Rolfing erfolgt in einem ROLF-Institut. Die ROLF-Institute wurden von Ida Rolf 1973 in den USA gegründet. Auch in Deutschland gibt es anerkannte ROLF-Institute.

S

Sanum-Therapie

Die Sanum-Therapie geht auf den Deutschen Günther Enderlein (1872–1968) zurück. Der Mikrobiologe beschäftigte sich während seines wissenschaftlichen Schaffens überwiegend mit der Lebensweise von Mikroorganismen. Dabei stellte er fest, dass Mikroorganismen einem Wandlungs- und Entwicklungszyklus unterliegen. Mithilfe der Dunkelfeldmikroskopie konnte Enderlein in den menschlichen Erythrozyten einen »Urkeim« nachweisen. Dieser »Urkeim«, er nannte ihn Endobiont, lebt in Symbiose mit seinem Wirtsorganismus, beide profitieren also von der Beziehung. Kommt es zu einer Störung des Symbiosegleichgewichts, entwickelt sich aus dem nützlichen Endobionten ein pathogener, d. h. schädlicher Mikroorganismus. Ein gesunder Organismus ist in der Lage, diese Störung wieder auszugleichen. Kommt es allerdings zu einer dauerhaften Störung, z. B. durch schlechte Ernährung, Umweltgifte, ständige Infekte, psychischen Stress, ist die Regenerationsfähigkeit der Symbiose überfordert.

Nach Enderlein beruhen alle Krankheitsprozesse auf einer Störung der Symbiose. Es kommt zu einer »Aufwärtsentwicklung« des Endobionten in eine sogenannte parasitäre Wuchsform. Diese Wuchsform besitzt einen eigenen Stoffwechsel, der wiederum den menschlichen Organismus massiv stören und schädigen kann. Die ersten Anzeichen einer solchen Störung sind z.B. ständige Müdigkeit, Appetitlosigkeit, Kopfschmerzen, schlechte Gesichtsfarbe, belegte Zunge, unreine Haut usw. Besteht die Störung weiter, entstehen ernsthafte Erkrankungen bis hin zum Tumor.

Enderlein entwickelte aus verschiedenen Pilzen spezielle Abwehrstoffe, die die veränderten Endobionten wieder abbauen können. Diese Abwehrstoffe nannte er »Chondritine«. Die Chondritine stärken und unterstützen den Körper somit in seiner Entgiftungs- und Regenerationsfähigkeit.

In der Sanum-Therapie werden die von Enderlein entwickelten Heilmittel und auch eine Reihe neuer Heilmittel – die aber nach seinen Ideen entwickelt wurden – als Entgiftungs- und Ausleitungsmittel eingesetzt.

Eine Sanum-Behandlung erfolgt immer kurmäßig, d.h. verschiedene Mittel werden in einer gewissen Kombination über mehrere Wochen lang eingesetzt. Die Sanum-Präparate können gespritzt, äußerlich eingerieben oder innerlich als Tropfen, Tabletten oder Zäpfchen verwendet werden. Die Sanum-Therapie eignet sich für viele verschiedene Krankheitszustände. Um aber eine gezielte Wirkung zu erreichen, bedarf es einer fundierten Kenntnis der einzelnen Mittel. Bei Beachtung der entsprechenden Therapievorschriften ist nicht mit Nebenwirkungen zu rechnen.

Die Ausbildung in Sanum-Therapie ist nicht geregelt. Verschiedene Institute bieten eine Grundausbildung an.

Sauerstoff-Mehrschritt-Therapie

Entwickelt wurde die Sauerstoff-Mehrschritt-Therapie von dem deutschen Physiker Manfred v. Ardenne. Er stellte fest, dass im Alter der Druck, mit dem der Sauerstoff im arteriellen Blut gelöst ist, absinkt. Dadurch wird der Organismus mit weniger Sauerstoff versorgt. Die Folge davon sind ein Leistungsabfall und eine Unterversorgung der Organe mit dem lebenswichtigen Sauerstoff.
In der Sauerstoff-Mehrschritt-Therapie wird dem Körper sauerstoffangereicherte Atemluft zugeführt, wodurch die Blutmikrozirkulation aktiviert wird. Dadurch werden die Zellen wieder mit mehr Energie versorgt, es kommt zu einer Anregung des Stoffwechsels und somit auch zu einer besseren Regeneration.

Die Therapie erfolgt nach einem 3-Phasen-Schema. Am effektivsten kann dieses Schema während eines Kuraufenthaltes durchgeführt werden. Um eine optimale Wirkung zu erreichen, sind ca. 15 Behandlungen erforderlich.

1. Schritt: Der Patient erhält Medikamente, die die Sauerstoffausnutzung der Zellen verbessern, wie beispielsweise Vitamin B1, Dipyridamol, Magnesiumorotat. Alle Substanzen können auch als Fertigpräparat – Oxyenabund® – eingenommen werden.

2. Schritt: Nach ca. 30 Minuten beginnt der Patient 2 bis 4 Stunden mit dem Einatmen von Sauerstoff. Um die Durchblutung zu verbessern, kann während der Sauerstoffeinatmung auch eine körperliche Tätigkeit ausgeführt werden, z. B. Radfahren am Hometrainer, Laufband u. Ä.

3. Schritt: Nach der Sauerstoffaufnahme erfolgt ein 1 bis 2 Stunden dauerndes leichtes Ausdauertraining je nach körperlicher Belastbarkeit.

Da Sauerstoff als »Lebenselixier« bezeichnet werden kann, eignet sich nach Ardenne die Sauerstoff-Mehrschritt-Therapie für eine Vielzahl von Krankheiten. Nebenwirkungen sind kaum zu erwarten.

Achtung: Bei Autoimmunerkrankungen, Epilepsie, Hyperthyreose und frischem Herzinfarkt sollte die Therapie nicht angewendet werden.

Von der Ärztegesellschaft für Sauerstoff-Mehrschritt-Therapie wird eine geregelte Ausbildung durchgeführt.

Säure-Basen-Therapie

Zum Leben braucht der menschliche Organismus Energie. Die Energie muss durch Nahrung zugeführt werden. Aus der Nahrung – sie besteht aus Eiweiß, Kohlenhydraten und Fetten – gewinnt der Körper im Stoffwechsel Energie. Für diesen Prozess braucht der Körper zusätzlich Sauerstoff. Ist reichlich Sauerstoff vorhanden, so kann auch wesentlich mehr Energie entstehen. Überall, wo Energie produziert wird, entstehen aber auch sogenannte Stoffwechselendprodukte. Diese meist sauren Stoffwechselabfälle muss der Körper wieder ausscheiden. An diesem Prozess sind Lunge, Leber, Niere, Haut und der Darm beteiligt.
Zu den Ausscheidungsorganen gelangen die »Säuren« über das Blut. Dieses besitzt einen leicht basischen pH-Wert, der nur in einem gewis-

sen Bereich schwanken darf. Damit das Blut nicht »übersäuert«, verfügt der Körper über sogenannte Puffersubstanzen, mit deren Hilfe Säuren ausgeglichen werden und der pH-Wert des Blutes im Normbereich bleibt. Der Körper befindet sich dann in einem ausgeglichenen Säure-Basen-Haushalt.

Entstehen im Körper mehr saure Stoffwechselabfälle als ausgeschieden werden können, kommt es zu einer Säureüberlastung des Organismus. Lagert der Körper überschüssige Säuren im Bindegewebe ab, dient dieses als sogenanntes Zwischenlager – dadurch kann es zu einer Belastung und Funktionseinschränkung kommen. Die Folge sind Schmerzen in Gelenken und Muskeln. Bei einer langfristigen Übersäuerung kommt es zu einer Störung des Zellstoffwechsels. Dadurch wird die Entstehung ernsthafter Erkrankungen gefördert.

Für die Säureüberlastung des Körpers können verschiedene Faktoren ausschlaggebend sein:

- Ernährung mit zu viel Säure bildenden Nahrungsmitteln, dazu zählen: Fleisch, Fisch, Wurst, Milchprodukte und Getreideprodukte, wobei der Säureanteil bei diesen Nahrungsmitteln recht unterschiedlich ist.
- Bewegungsmangel an der frischen Luft führt einerseits zu einer unzureichenden Sauerstoffversorgung und andererseits zu einer verminderten Abatmung von Säuren durch die Lunge.
- Unzureichende Flüssigkeitszufuhr führt zu einer schlechten Nierenausscheidung.

Ob der Organismus mit Säuren überlastet ist, kann relativ einfach bestimmt werden. Geeignet dazu sind pH-Urin-Teststreifen. Diese Teststreifen gibt es in der Apotheke. Aussagekräftig sind allerdings nur

Werte, die über mehrere Tage mehrmals am Tag ermittelt werden. Bei einer »Idealkurve« schwanken die Messungen zwischen sauren und basischen Werten. Ist die Kurve nur im sauren Bereich, spricht man von Säurebelastung oder Säurestarre. In einem solchen Fall muss eine Säure-Basen-Therapie durchgeführt werden. Erster Schritt ist die Umstellung der Ernährung auf Basen bildende Lebensmittel, dazu zählen vorwiegend Gemüse, Kartoffeln und Obst. Oft muss in der ersten Phase auch noch Basenpulver als medikamentöse Unterstützung zugeführt werden. Eine Säure-Basen-Therapie ist häufig angezeigt bei schmerzhaften Erkrankungen des Bewegungsapparates wie

- rheumatische Erkrankungen
- entzündliche Gelenkserkrankungen
- Fibromyalgie
- Arthrose
- Osteoporose

Aber auch zur allgemeinen Gesunderhaltung ist auf eine ausgewogene Säure-Basen-Ernährung zu achten.

Shiatsu

Shiatsu (japanisch: *shi* = Finger, *atsu* = Druck) ist eine in Japan entwickelte Massagetechnik. Ihre Wurzeln hat diese Methode in der chinesischen *Tuina*- und der traditionellen japanischen *Anma*-Massage. Shiatsu interpretiert Krankheitsprozesse nach ähnlichen Prinzipien wie die Akupunktur (siehe Seite 8) nämlich als eine Disharmonie im Energiefluss. Durch eine ausgleichende Massage der Meridiane kommt es wieder zu einer Harmonisierung des Energieflusses. Ein spezieller Grundgedanke von Shiatsu, wodurch sich diese Methode auch von der Akupressur (Seite 13) unterscheidet, ist die sogenannte nonverbale Kommunikation zwischen Behandler und Behandelten. Nur in dem Maß, wie sich beide aufeinander einlassen, kann deshalb auch die Therapie wirken.

Eine Shiatsu-Behandlung folgt neun Grundprinzipien:

- Natürlichkeit (im Sinne von Einfühlungsvermögen)
- Behandlung mit zwei Händen
- senkrechter Druck
- Kontinuität durch anhaltenden Kontakt und sanfte Übergänge
- Anlehnen
- Mitgefühl
- positiver Kontakt
- ruhiger Atem
- Behandlung aus dem *Hara* (unter Hara versteht man in Japan den Bauch und meint damit die Mitte, das energetische Zentrum eines Menschen)

Eine Shiatsu-Behandlung findet meistens im Liegen statt und dauert ca. 60 Minuten. Sie eignet sich sowohl zur allgemeinen Gesunderhaltung als auch zur Behandlung von Krankheiten, wie z. B. Kopfschmerzen, Verspannungsschmerzen, Schlafstörungen, Störungen des vegetativen Nervensystems.

Eine Ausbildung in Shiatsu-Therapie wird von verschiedenen Instituten angeboten.

Spagyrik

Die Spagyrik ist eine naturheilkundliche Therapierichtung. Alchemie und die Arzneimittellehre von Paracelsus (1493–1541) bildeten die Grundlage für die besondere Herstellungsweise der spagyrischen Heilmittel, deren Ursprünge wahrscheinlich im Mittelalter liegen. Da die spagyrische Lehre eine »Geheimlehre« war, sind die Herstellungsverfahren nur unvollständig bekannt. Der deutsche Arzt Carl-Friedrich Zimpel (1809–1896) entwickelte ein spagyrisches Arzneimittelherstellungsverfahren, das sich laut seiner Aussage an die ursprünglichen Verfahren anlehnt.

S

Der Grundgedanke bei der Herstellung einer spagyrischen Arznei ist der, dass eine Pflanze, ein Mineral oder Metall durch eine chemische Behandlung quasi veredelt werden muss. Dazu werden durch verschiedene Verfahren deren Inhaltsstoffe aufgetrennt und wieder zusammengeführt. Besonders Pflanzen müssen durch drei Arbeitsschritte aufgeschlossen und veredelt werden, damit sie ihre ganze Wirkung entfalten können.

1. Behandlungsschritt: Die frische Pflanze wird zerkleinert und mit Wasser aufgegossen. Durch die Zugabe von Hefe wird der Aufguss dann vergoren.
2. Behandlungsschritt: Das vergorene Material wird destilliert und in Alkohol aufgefangen.
3. Behandlungsschritt: Die festen Rückstände des Destillats werden verascht.

Die spagyrische Urtinktur entsteht dadurch, dass der alkoholische Teil und der veraschte Teil miteinander vermischt und anschließend wieder filtriert werden.

Die Auswahl und Verwendung spagyrischer Heilmittel erfolgt nach verschiedenen Gesichtspunkten. So werden einzelne Präparate nach homöopathischen Richtlinien der Arzneimittellehre ausgewählt, obwohl sich spagyrische Arzneien deutlich von homöopathischen unterscheiden. Auch nach anthroposophischen Therapievorstellungen werden einzelne Mittel ausgewählt.
Es gibt auch spagyrische Kombinationspräparate, die zu einer speziellen Entgiftungs-, Ausleitungs- und Aufbautherapie eingesetzt werden. Diese Therapie bezeichnet man als Solunate-Therapie. Der Anwendungsbereich der Spagyrik umfasst ähnlich der Homöopathie und der Anthroposophie den gesamten medizinischen Bereich.

Eine vorgeschriebene Ausbildung in Spagyrik gibt es nicht. Verschiedene Institute und Firmen bieten Kurse an.

Spenglersan-Therapie

Die Spenglersan-Therapie geht auf den Schweizer Arzt Carl Spengler (1860–1937) zurück, der in Berlin Mitarbeiter von Robert Koch war. Dort arbeitete er u. a. mit den Nobelpreisträger von Behring und Kitatso zusammen.
Bei Forschungen an Tuberkulin in dessen Labor entdeckte er die Bedeutung der Mischinfekte bei der Behandlung der Tuberkulose. Auf der Suche nach neuen Wegen der Tuberkulosebehandlung entwickelte er ein Immunkörper-Präparat, welches den Namen Spenglersan-Kolloid-T (T=Tuberkulose) bekam. Der therapeutische Einsatz dieses Präparats bei der Behandlung der Tuberkulose war überaus erfolgreich. Aufgrund der

guten Erfolge entwickelte Spengler noch weitere Mischkolloide. Diese Kolloide bestehen aus Antigenen und Antitoxinen verschiedener Bakterienstämme. Die Kolloide werden nach homöopathischen Regeln auf eine homöopathische Dosis D9 potenziert. Spenglersan-Kolloide sind als mikrobiologische Immunmodulatoren zur aktiven und passiven Immunisierung anzusehen. Spengler vermutete, dass sich hinter zahlreichen Krankheiten mit »unbekannter Ursache« eine Bakterientoxikose verbirgt. Diese Belastung kann seiner Ansicht nach auch über mehrere Generationen weitergegeben werden. Mit der von ihm entwickelten Immuntherapie kommt es zu einer Ausleitung der Toxine und dadurch zur Entlastung des Organismus.
Der Anwendungsbereich der Spenglersan-Therapie ist ähnlich dem der Homöopathie recht groß und umfasst so ziemlich das gesamte medizinische Spektrum.

Die Anwendung der Spenglersan-Kolloide ist relativ einfach: Die Mittel werden vom Patienten selbst auf die Haut – meist am Unterarm – gesprüht und dann eingerieben. Die Dosierung ist dabei abhängig von Dauer und Schwere der Erkrankung. Die Spenglersan-Therapie ist völlig harmlos und kann bereits auch bei Kindern zum Einsatz kommen.
Zurzeit sind zehn verschiedene Kolloide verfügbar. Die Spenglersane E und M sind als homoöpathische Arzneimittel zugelassen und daher ohne Angabe einer therapeutischen Indikation im Handel.

Eine vorgeschriebene Ausbildung gibt es nicht. Verschiedene Institute und Firmen bieten Kurse an.

T

Tai-Chi

Tai-Chi blickt auf eine Jahrtausendealte Tradition zurück und hat seine Ursprünge in einer geheimen Kampfkunst. Diese »Kampfkunst« beruht auf der taoistischen Idee, dass »alles Weiche auf Dauer allem Harten überlegen ist, so wie das Wasser dem Stein«. Durch fließende, weiche Bewegungsabläufe, die dem Wechsel von Yin und Yang entsprechen, besteht für den Schwächeren die Möglichkeit, sich dem Stärkeren zu entziehen, ihn sprichwörtlich ins Leere laufen zu lassen.

Das wesentliche Merkmal des Tai-Chi ist die ruhige Ausgeglichenheit, extreme abrupte Bewegungen werden vermieden. Eine Abfolge von langsamen, harmonisch fließenden Bewegungen verbindet Körper und Geist. Nach dem Yin-Yang-Prinzip laufen die Übungen nach einer Art Wechselspiel ab. Das bedeutet, dass jeder Bewegung eine Gegenbewegung folgt – einem Aufwärts folgt ein Abwärts, einem Vorwärts ein Rückwärts. Die Übungen haben einen festen Ablauf, wobei die verschiedenen Figuren ineinander übergehen. Sie wirken tänzerisch und haben sehr blumige Namen, z. B. »Die Nadel aus dem Meer fischen«.

Tai-Chi wird meistens zur allgemeinen Gesunderhaltung durchgeführt. Die Wirkungsweise kann zusätzlich als ausgleichend auf psychovegetative Funktionen bezeichnet werden. Von daher kann Tai-Chi auch zur begleitenden Behandlung bei Asthma, Herz-Kreislauf-Erkrankungen, Verdauungsstörungen und Bluthochdruck eingesetzt werden.

Tai-Chi ist ein wichtiger Bestandteil der Traditionellen Chinesischen Medizin (TCM).

Tai-Chi wird in Kursform oft an Volkshochschulen oder ähnlichen Einrichtungen angeboten.

TCM

Hinter der Abkürzung TCM verbirgt sich eine sehr alte, ganzheitliche Heilmethode, die Traditionelle Chinesische Medizin. Die TCM blickt auf eine mindestens 2000-jährige Geschichte zurück. Die ersten schriftlichen Überlieferungen stammen aus dem 3. Jahrhundert v. Chr. »Das Buch des gelben Kaisers« – Huang Di Neijing – beschreibt im ersten Teil die »innere Therapie mit Arzneimitteln«, in einem zweiten Teil die äußeren Therapiemethoden, womit Akupunktur und Moxa-Behandlung gemeint sind.

Die chinesische Medizin ist eingebettet in ein philosophisches Weltbild, deren Grundideen aus dem Taoismus und dem Konfuzianismus stammen. Es sieht den Menschen und die Natur in einer ständigen Wechselbeziehung zueinander. Der Kernpunkt dieser Wechselbeziehung ist die Polarität von Yin und Yang, wobei sich diese beiden Gegensätze in ständiger Bewegung und Wandlung befinden.

Yang	Yin
Sonne	Mond
Sommer	Winter
Tag	Nacht
warm	kalt
außen	innen
männlich	weiblich

Diese polare Betrachtungsweise wurde auch auf den menschlichen Körper übertragen, in dem Yang- und Yin-Organe (siehe Akupunktur Seite 9) unterschieden werden. Dieses System wurde immer weiter ver-

feinert, sodass man schließlich alle körperlichen Funktionen und auch die therapeutischen Maßnahmen darin einordnen konnte.
Die Polarität von Yang und Yin bildet die beiden Grundpfeiler der TCM. Ergänzt werden sie durch zwei weitere Betrachtungsweisen:

- die fünf Grundsubstanzen: Qi, Xue, Jing, Shen, Jinye
- die fünf Wandlungsphasen: Holz, Feuer, Erde, Metall, Wasser

Alle diese Systeme stehen in einer ständigen energetischen Wechselbeziehung zueinander. Ein harmonisches Gleichgewicht bedeutet Gesundheit. Kommt es zu einer Störung, entsteht ein Ungleichgewicht, was gleichbedeutend mit Krankheit ist.

Getreu ihrem Krankheitsverständnis versucht die chinesische Diagnostik herauszufinden, welche Regelsysteme wodurch geschädigt worden sind. So kann z. B. durch zu viel Kälte Yin die Oberhand gewinnen und dadurch Yang schädigen. Ganz entscheidend ist es deshalb für die Therapie, herauszufinden, welches Übel über welchen Weg in den Körper gelangt ist und welches Organ davon betroffen wurde. Die TCM bedient sich hierbei folgender Untersuchungsmethoden:

- **ausführliche Befragung**
- **gründliche Betrachtung**
  Im Mittelpunkt steht dabei die Zungendiagnostik. Die Organe werden hierbei gewissen Arealen der Zunge zugeordnet. Veränderungen in Farbe, Form und Feuchtigkeit deuten dann auf Störungen hin.
- **gründliche Betastung**
  Hier spielt vor allem die Pulsdiagnostik eine entscheidende Rolle. An beiden Handgelenken wird sehr genau der Puls getastet. Dabei unterscheidet man ca. 18 verschiedene Pulsarten. Aus der Pulsart kann man auf den jeweiligen Yang- und Yin-Zustand der Organe schließen.

Aus diesen Untersuchungen ergibt sich ein Behandlungskonzept, welches den Energiefluss zwischen Yang und Yin wieder regulieren soll. Die therapeutischen Maßnahmen der TCM umfassen folgende Methoden:

- Arzneimitteltherapie
- Ernährung
- Akupunktur
- Bewegungstherapie

Arzneimitteltherapie

Die Arzneimitteltherapie nimmt in der TCM den ersten Platz ein. Die Auswahl der einzelnen Mittel erfolgt wieder nach dem Yang-Yin-Prinzip. Verwendung finden sowohl verschiedenste Kräuter, Mineralien, Fossilien, aber auch Bestandteile von Insekten und anderen Tieren.

T

Ernährung

Die Lebensmittel sind in ihrer Wirkungsweise wieder nach Yang und Yin eingeteilt. Yang-Lebensmittel, wie z. B. Ingwer, Knoblauch, Rotwein, gelten als »heiße« Lebensmittel. Joghurt, Gurke und Ente gelten als »kühle« Yin-Lebensmittel.
Die Auswahl der Lebensmittel erfolgt dann entweder nach dem jeweiligen Yin-Yang-Konstitutionstyp oder nach dem Krankheitsbild.

Akupunktur

In der Traditionellen Chinesischen Medizin spielt die Akupunktur-Behandlung nicht eine so große Rolle. Man benutzt sie als begleitende Maßnahme.

Bewegungstherapie

Die Bewegung nimmt in der TCM eine bedeutende Rolle ein. Es gibt zwei Therapieformen:

- Qi-Gong (Seite 128)
- Tai-Chi (Seite 144)

Die Anwendungsbereiche der TCM umfassen den gesamten medizinischen Bereich.

Die Ausbildung zum Arzt für Traditionelle Chinesische Medizin dauert in China ca. 9 Jahre. In Deutschland gibt es mittlerweile eine geregelte, der westlichen Medizin angepasste Ausbildung. Die Ausbildung wird von verschiedenen Ärztegesellschaften angeboten.
Einzelne Therapiemethoden wie z. B. Ernährungslehre nach TCM oder Qi-Gong und Tai-Chi können in Form von Kursen oder Fortbildungsveranstaltungen gelernt werden.

Thermoregulationsdiagnostik

Das Verfahren, anhand der Hauttemperatur einen Rückschluss auf das körperliche Befinden zu erhalten, war schon Hippokrates bekannt. Die Hand diente dabei als Messinstrument. Diese Methode war bis zur Erfindung des Thermometers die einzige Möglichkeit, die Hauttemperatur – natürlich relativ grob – zu schätzen. Mit dem Thermometer war schon eine sehr viel genauere Messung möglich. Aber erst durch die vor ca. 20 Jahren von Arno Rost entwickelten elektronischen Thermofühler konnte eine exakte Hauttemperaturmessung erfolgen.

Bei der Thermografie wird an genau festgelegten Messstellen – ca. 60 Punkte am Körper – eine Messung durchgeführt. Mit einem Computer werden die Daten erfasst. Diese erste Messung nennt man Ruhemessung. Die zweite Messung nennt man Wärmeregulationsmessung. Diese erfolgt nach einem standardisierten Reiz, d. h. die Testperson muss 10 Minuten im entkleideten Zustand in einem 21 °C warmen Raum verweilen. Nach diesen 10 Minuten erfolgt eine erneute Messung. Mit dieser Messung prüft man die Regulationsfähigkeit des Organismus. Von diesem Vorgehen leitet sich die Bezeichnung Thermoregulationsdiagnostik ab.

Als diagnostisches Verfahren eignet sich diese Methode deshalb, weil es auf der Haut zu genau beschriebenen Temperaturveränderungen kommt, wenn ein entsprechender Organbereich gestört ist. Die vorhandenene Regulationsfähigkeit eines Organs kann zu einer eingeschränkten oder überschießenden Reaktion führen. Anhand der aufgezeichneten Messkurven kann dann ein erfahrener Therapeut Rückschlüsse auf verschiedenste Erkrankungen ziehen. Die Thermoregulationsdiagnostik eignet sich zur

- Vorsorgeuntersuchung
- Krebsfrüherkennung
- Erkennung von Krankheitsursachen
- Erkennung des Schweregrades einer Krankheit
- Störfelduntersuchung
- Kontrollierung des Therapieverlaufs

Die Untersuchung mit der Thermoregulationsdiagnostik ist völlig ungefährlich und führt zu keiner Belastung des Patienten.

Die Ausbildung erfolgt durch die Deutsche Gesellschaft für Thermographie.

Tibetische Medizin

Die Ursprünge der tibetischen Medizin reichen in eine Zeit zurück, in der es noch keine schriftlichen Aufzeichnungen gab. Dieses uralte schamanistisch-medizinische Wissen wurde anfangs nur mündlich vom Lehrer an den Schüler weitergegeben. Die ersten schriftlichen Aufzeichnungen finden sich – wenigstens im Vergleich zur chinesischen, indischen und auch griechischen Medizin – erst relativ spät: Im 7. Jahrhundert entstanden die ersten Schriften, damals lud der weltoffene tibetische König Songtsen Gampo (620–649) Heiler und Ärzte zu einer Art Heilkongress nach Lhasa ein, zu dem sich Heilkundige aus China, Indien und Persien einfanden. Die tibetische Medizin hat ihre Wurzeln im Schamanismus, aber Einflüsse aus dem Buddhismus, dem indischen Ayurveda, der traditionellen chinesischen Medizin und sogar der griechischen Humorallehre sind nicht zu übersehen.

Wie kein anderes medizinisches System Asiens ist die tibetische Medizin von der buddhistischen Weltsicht geprägt. Entsprechend der Dreiheit Buddhas ist der Mensch kein unabhängiges Einzelwesen, sondern auch dem menschlichen Sein ist eine universelle Dreiheit zugewiesen:

- der materielle Körper mit allen seinen Organen
- die psychisch-emotionale Ebene des Seins
- die geistig-spirituelle Ebene des Seins

Diese drei Teile bilden die Persönlichkeit eines Menschen. Sie stehen in einer ständigen Wechselbeziehung zueinander. Wie in der chinesischen Medizin wirken dabei die fünf kosmischen Grundelemente als verbindende Kraft zwischen Körper, Geist und Seele.
Die fünf Grundelemente sind Erde, Wasser, Feuer, Luft und Raum. Analog der ayurvedischen Medizin sind diesen Elementen wiederum drei Energieprinzipien zugeordnet:

- **Pähen** – Schleim: kontrolliert die Körperflüssigkeiten – Aufbaustoffwechsel
- **Tripa** – Galle: kontrolliert die Verdauung – Abbaustoffwechsel
- **Lung** – Wind: kontrolliert die Atmung, das Bewusstsein und verbindet alle Sinneseindrücke mit dem Körper

Kommt es zu einem Ungleichgewicht dieser drei Energieprinzipien, entstehen Störungen, die zu einer Krankheit führen können. Diese Krankheiten werden aber nicht, wie in der westlichen Medizinterminologie, mit einem einheitlichen Namen wie z. B. Asthma belegt, sondern es gibt für jeden Menschen eine spezielle Bezeichnung für sein jeweiliges Energieungleichgewicht.

T

Die Diagnosemethode, um dieses Ungleichgewicht zu erfassen, ist die Pulsdiagnostik. In der tibetischen Medizin wird an beiden Handgelenken der Puls getastet. Dabei gibt es mindestens 50 verschiedene Pulsarten. Durch die Pulsdiagnose lässt sich das individuelle Krankheitsbild auf allen drei Energieebenen erfassen. Die erforderlichen therapeutischen Maßnahmen können dann ganz spezifisch auf den einzelnen Menschen abgestimmt werden.

Im Vordergrund der Therapie stehen Ernährungsmaßnahmen und die Kräutertherapie. Die tibetische **Ernährungslehre** basiert sehr stark auf der chinesischen, dabei wird jedes Nahrungsmittel einem Element oder Elementepaar zugeordnet. Im Mittelpunkt steht der Geschmack.

süß	→	Erde / Wasser
sauer	→	Erde / Feuer
salzig	→	Feuer / Wasser
bitter	→	Wasser / Wind
scharf	→	Feuer / Wind
herb	→	Erde / Wind

Durch die Nahrung wird dem Körper Energie zugeführt. Eine individuell falsche Ernährung führt zu einem Ungleichgewicht und ist mit einer der wichtigsten Störfaktoren für die Gesundheit.

Die **Kräutertherapie** ist die zweite wichtige Therapiemethode in der tibetischen Medizin. Die Kräuter werden nach genau festgelegten Regeln verarbeitet und zu Kräuterpillen geformt. Damit alle drei Energieebenen auch in den Pillen wirken können, müssen bei der Herstellung astrologische Prozesse beachtet werden. Ebenso werden bei der Herstellung spezielle medizinische Mantras gesprochen.
In der tibetischen Medizin gibt es auch besonders wertvolle Pillen, sie werden als »Juwelenpillen« bezeichnet. Diese werden nach komplizierten Rezepturen aus Kräutern, Mineralien, Metallen und Edelsteinen hergestellt.
Die enge Verknüpfung der tibetischen Medizin mit dem Buddhismus zeigt sich bei der Therapie darin, dass verschiedenste Yogaübungen und Meditationstechniken zum Einsatz kommen. Auch bei uns im Westen sehr bekannt ist die Übung »Die fünf Tibeter«. Durch diese gymnastischen Atemübungen soll ein harmonischer Energiefluss im Körper angeregt werden.
Die tibetische Medizin kann ähnlich der TCM als ein sehr umfassendes medizinisches System angesehen werden, wodurch ihr Anwendungsbereich sehr breit ist. Vor allem chronische Krankheiten können oft mit überraschend gutem Effekt behandelt werden.

Die Ausbildung in tibetischer Medizin ist sehr umfangreich. Sie dauert 6 Jahre und schließt mit einem Diplom ab. In Indien gibt es eine berühmte Ausbildungsstätte. In Deutschland gibt es an mehreren Instituten Kurse für tibetische Medizin. Diese Ausbildung entspricht keinesfalls dem Niveau der indischen Ausbildung.

Triggerpunkt-Therapie

Triggerpunkte sind schmerzhafte Verdickungen in Muskeln, die man in den Muskeln als harte Knötchen oder verhärtete Muskelplatten ertasten kann. Die Auslöser für eine Muskelfaserverdickung sind vielfältig. Am häufigsten entstehen sie infolge ständiger Fehl- oder Überbelastung von Muskeln. Die Belastungen können dabei sowohl psychischer Natur sein als auch durch mechanische Störungen ausgelöst werden. Zwei Beispiele sollen die Entstehung verdeutlichen:

- »Mir sitzt die Angst im Nacken« – infolge dieser psychischen Belastung werden die Schultern ständig hochgezogen, die Muskeln verhärten, Triggerpunkte entstehen.
- Durch lange Schreibarbeit am Computer und vor dem Bildschirm werden Arm-Schulter-Muskeln verspannt, die ständige mechanische Belastung führt zu Triggerpunkten.

T

Die Behandlung der schmerzhaften Triggerpunkte kann auf verschiedenste Weise erfolgen. Die Ursprünge der Trigger-Behandlung sind uralt. Schon im alten China wurden mit einer speziellen Massagetechnik schmerzhafte Punkte behandelt. Diese Technik – sie wird Tuina genannt – ähnelt der Akupressur (Seite 13), ist aber deutlich intensiver im Druck. Der Behandlungsablauf bei der Tuina-Massage folgt dabei den Regeln der Akupunktur.

Die Triggerpunkt-Behandlung mit einem speziellen Massagestäbchen ist heute die gebräuchlichste Form. Hier wird nach dem genauen Ertasten des schmerzhaften Punktes dieser mit punktuellem Druck massiert. Diese Massage ist durchaus schmerzhaft. Nach kurzer Zeit fühlt sich die Stelle aber oft schon weicher und kleiner an. Durch das Nachlassen der Spannung wird die eingeschränkte Beweglichkeit wieder größer. Die behandelte Stelle ist stark gerötet, gelegentlich kann auch ein kleiner Bluterguss entstehen.

Eine weitere Form der Triggerpunkt-Behandlung ist das Anstechen mit einer Akupunkturnadel oder das Infiltrieren – siehe Neuraltherapie (Seite 112).

Die Triggerpunkt-Therapie eignet sich für die meisten Erkrankungen des Bewegungsapparates, wie

- Rückenschmerzen
- Nackenschmerzen
- Arthroseschmerzen
- Kopfschmerzen
- Migräne
- Schwindel

Nebenwirkungen (außer einem blauen Fleck) sind nicht zu erwarten. Eine Behandlung sollte nicht durchgeführt werden, wenn blutverdünnende Medikamente eingenommen werden.

Trigger-Stoßwellentherapie

Eine besondere Form der Triggerpunkt-Behandlung ist die von dem deutschen Arzt Wolfgang Bauermeister entwickelte Trigger-Stoßwellentherapie (TST). Hier wird der Triggerpunkt mittels eines Gerätes behandelt. Diese Behandlung wirkt rascher und effektiver als die Massagebehandlung.

Die Ausbildung in TST erfolgt durch die Internationale Gesellschaft für Trigger-Medizin.

Yoga

Y

Das Wort Yoga stammt aus dem indischen Sanskrit und bedeutet so viel wie »Vereinigung«. Hier ist aber nicht eine Vereinigung auf körperlicher Ebene gemeint, sondern eine Vereinigung aller Energien auf geistig-spiritueller Ebene.

Yoga hat in Indien eine sehr lange Tradition. Man vermutet, dass es vor ca. 7000 Jahren von Sadashiva gegründet wurde. Seine klassische, auch noch heute in Indien gebräuchliche Form, entstand ca. 300 v. Chr. Der indische Philosoph Patanjahi entwickelte den sogenannten achtgliedrigen Yoga-Pfad – Astanga-Yoga – genannt. Die acht Stufen sind:

- Yama – Regeln gegenüber der Umwelt, wie z. B. Ehrlichkeit, Gewaltfreiheit, Selbstdisziplin
- Niyama – Verhalten sich selbst gegenüber, z. B. Selbstdisziplin
- Asana – Körperhaltung und Körperübungen
- Pranayama – Atemübungen
- Pratyahara – geistige Ruhe, Verinnerlichung
- Dharana – Konzentration des Geistes
- Dhyana – konzentrierte Versenkung – Meditation
- Samadhi – »mystische«, spirituelle Vereinigung mit dem Göttlichen

Im Westen erlebte Yoga in den 1970er-Jahren einen Boom. Es gründeten sich viele Schulen, in denen Yoga auf verschiedene Art und Weise gelehrt wurde. Es entstanden:

- Hatha-Yoga – betont Körperübungen und Atmung
- Jynana-Yoga – betont geistige Arbeit und Erkenntnisprozesse
- Bhakti-Yoga – betont liebevolle Hingabe an das Göttliche
- Raja-Yoga – versucht die verschiedenen Strömungen harmonisch zu vereinen

Das Hatha-Yoga ist die im Westen bekannteste und gebräuchlichste Form. Hier werden durch genau festgelegte Körperübungen – die sogenannten Asanas – alle Gelenke von den Fingern bis zu den Zehen be-

wegt. Dadurch verbessern sich Muskelspannung und Beweglichkeit. Bei den Atemübungen – Pranayamas – besteht das Ziel der Übungen darin, den Fluss des Atems zu beherrschen. Die Atmung besitzt im Yoga eine zentrale Bedeutung, da mit einer richtigen Atmung die Lebensenergie – Prana – aufgenommen wird. Atemübungen wirken belebend und beruhigend auf körperlicher und geistiger Ebene.
Die Anwendungsbereiche von Yoga sind sehr vielfältig. Yoga eignet sich hervorragend zur allgemeinen Gesunderhaltung. Regelmäßiges Üben unter Anleitung eines erfahrenen Lehrers ist erforderlich, da ungenaue oder falsche Körper- und Atemübungen auch eine ungünstige Wirkung haben können. Zu therapeutischen Zwecken eignet sich Yoga bei

- Asthma
- Bluthochdruck
- Verdauungsproblemen
- Kopfschmerzen
- Rückenschmerzen
- psychischen Beschwerden

In der Schwangerschaft kann Yoga sehr gut zur Geburtsvorbereitung eingesetzt werden.
Es gibt kaum Kontraindikationen für Yoga, allerdings sollte bei gewissen orthopädischen Erkrankungen besondere Vorsicht bei einigen Übungen beachtet werden.

Yoga wird an vielen Volkshochschulen oder ähnlichen Einrichtungen in Kursform angeboten. Wichtig ist, dass die Kurse von gut ausgebildeten Lehrern durchgeführt werden.

Eine geregelte Ausbildung zum Yoga-Lehrer wird vom Berufsverband der Yogalehrer in Deutschland – BDY – angeboten.

Zilgrei-Methode

Z

Die Zilgrei-Methode wurde von dem deutschen Chiropraktiker Hans Greissing und der Italienerin Adriana Zillo in den 1970er-Jahren entwickelt. Zilgrei besteht aus einer Kombination von Atmungen und Haltungsbehandlungen und enthält Elemente aus der manuellen Therapie und dem Yoga. Das Grundprinzip der Zilgrei-Methode ist die Behandlung in der »Gegenrichtung«.

Durch eine Selbstuntersuchung der Beweglichkeit der Gelenke wird festgestellt, welche Bewegungsrichtung Schmerzen oder Beschwerden verursacht. Anschließend wird dann die Position, die »Gegenrichtung«, eingenommen, in der die Schmerzen nicht ausgelöst werden. Diese Position wird als Zilgrei-Position bezeichnet. In der schmerzfreien Position wird die Entspannung zusätzlich durch den Zilgrei-Atemzyklus verstärkt. Die verspannten Muskeln werden dadurch entspannt, die Durchblutung verbessert sich und belastete Gelenke werden entlastet. Durch Wiederholung der Selbstuntersuchung kann die Beweglichkeit kontrolliert werden. Ein Behandlungszyklus umfasst 3 bis 5 Selbstbehandlungen. Die Dauer einer Behandlung beträgt 3 bis 5 Minuten.

Z

Die Zilgrei-Methode eignet sich zur Behandlung bei

- Schmerzen in den Gelenken
- Verspannungen
- Kopfschmerzen, Migräne
- Verdauungsproblemen
- Schlafstörungen

Die Ausbildung in der Zilgrei-Methode kann an anerkannten Instituten durchgeführt werden.

Register

Hinweis
Das vorliegende Buch wurde sorgfältig erarbeitet. Dennoch erfolgen alle Angaben ohne Gewähr. Weder Autor noch Verlag können für eventuelle Nachteile oder Schäden, die aus den im Buch vorgestellten Informationen resultieren, eine Haftung übernehmen.

Bibliographische Information der Deutschen Bibliothek

Die Deutsche Bibliothek verzeichnet diese Publikation in der Deutschen Nationalbibliographie; detaillierte bibliographische Daten sind im Internet über http://dnb.ddb.de abrufbar.

BLV Buchverlag GmbH & Co. KG
80797 München

Umschlaggestaltung: Sabine Fuchs, fuchs_design, München
Umschlagfoto: Annette Falck / jump

Lektorat: Annette Maas, Christa Klus-Neufanger
Herstellung: Ruth Bost
Layoutkonzept Innenteil: Christine Paxmann, München
DTP: Satz+Layout Peter Fruth GmbH, München

Gedruckt auf chlorfrei gebleichtem Papier

Printed in Germany
ISBN 978-3-8354-0287-4

Eine kleine Auswahl aus unserem großen Programm

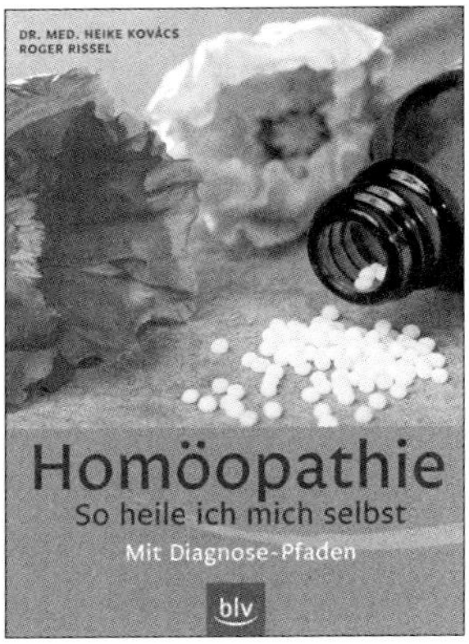

Dr. med. Heike Kovács/Roger Rissel
Homöopathie – So heile ich mich selbst
Zur Selbstbehandlung mit Homöopathie – das Hausbuch für die ganze Familie: häufige Erkrankungen vollständig ausheilen; ganz einfach: ausgehend vom Symptom per Diagnose-Pfad das richtige Mittel finden.
ISBN 978-3-8354-0310-9

Dr. med. Cornelia Raab
TCM für Einsteiger
Zur Entspannung und gegen Alltagsbeschwerden: alle fünf TCM-Behandlungsarten in einem Buch – ein leichter Einstieg in alle Therapien; Grundlagen und Wirkung der Traditionellen Chinesischen Medizin.
ISBN 978-3-8354-0386-4

Hans H. Rhyner
Ayurveda für Einsteiger
Für den Alltag: die Grundlagen der ältesten überlieferten Heilkunst; einfache Behandlungen, auch für Einsteiger leicht selbst durchführbar; Ernährung, Gesundheitspflege, Selbstbehandlung häufiger Beschwerden.
ISBN 978-3-8354-0249-2

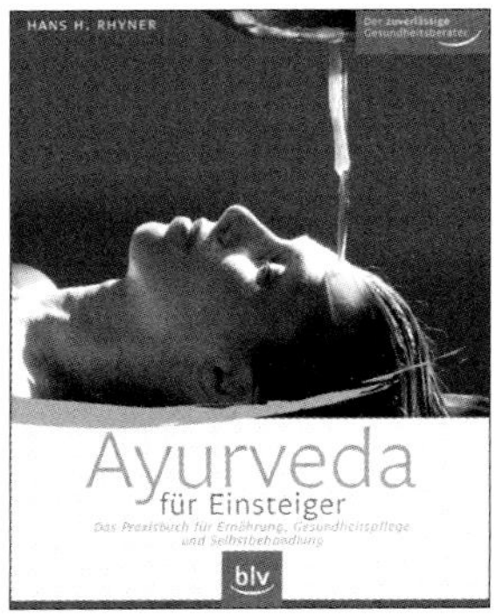

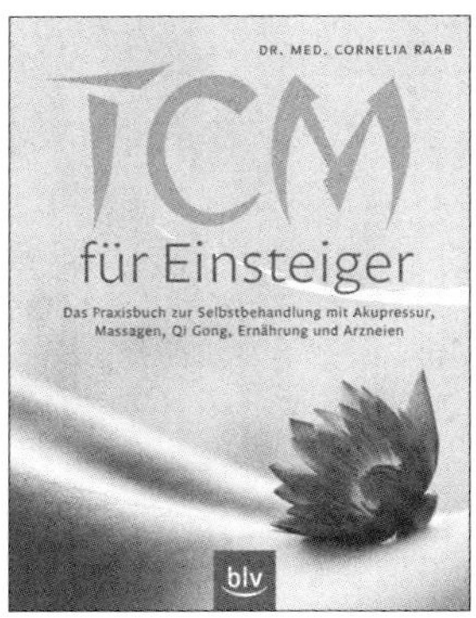

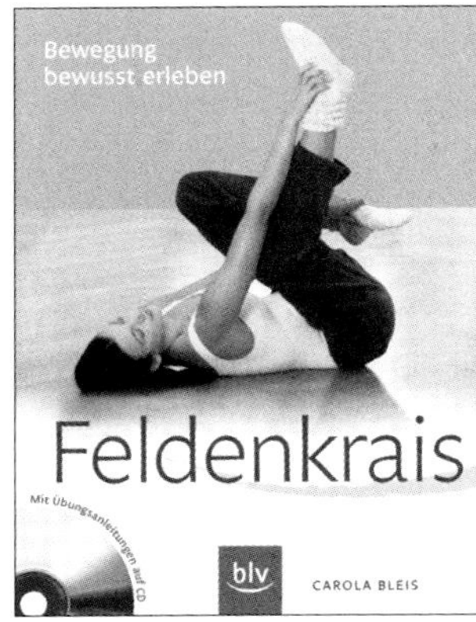

Xiaoheng He
Akupressur für Einsteiger
Einfach, effektiv und ohne Nebenwirkungen: Alltagsbeschwerden von A bis Z mit sanftem Fingerdruck selbst behandeln; Extra: 4 Kurzprogramme für Anti-Aging, Immunstärke, Raucherentwöhnung und innere Harmonie.
ISBN 978-3-8354-0251-5

Valeria Füchtner/Helga Petres
Kinesiologie
Die ideale Kombination aus Grundlagen der Traditionellen Chinesischen Medizin mit Ergebnissen neuester Stress- und Gehirnforschung: einfache Übungen zur sanften Selbstbehandlung, die den Energiefluss im Körper angeregen, Blockaden lösen und die Selbstheilungskräfte aktivieren.
ISBN 978-3-8354-0250-8

BLV Bücher bieten mehr:

- mehr Wissen
- mehr Erfahrung
- mehr Innovation
- mehr Praxisnutzen
- mehr Qualität

Denn 60 Jahre Ratgeberkompetenz sind nicht zu schlagen!

Dass Sie sich gut beraten fühlen – das ist unser Ziel. Falls Sie Fragen und/oder Anregungen haben, schreiben Sie uns bitte:

BLV Buchverlag GmbH & Co. KG
Lektorat · Lothstraße 19
80797 München
Postfach 40 02 20
80702 München
Telefon 089/12 02 12 - 0 · Fax -121
E-mail: blv.verlag@blv.de

Unser Buchprogramm umfasst über 750 Titel zu den Themen **Garten · Natur · Heimtiere · Jagd · Angeln · Sport · Golf · Reiten · Alpinismus · Fitness · Gesundheit · Kochen.** Ausführliche Informationen erhalten Sie unter **www.blv.de**

blv

MEHR ERLESEN!